人間関係がラクになる

図解 心のコリをとる技術

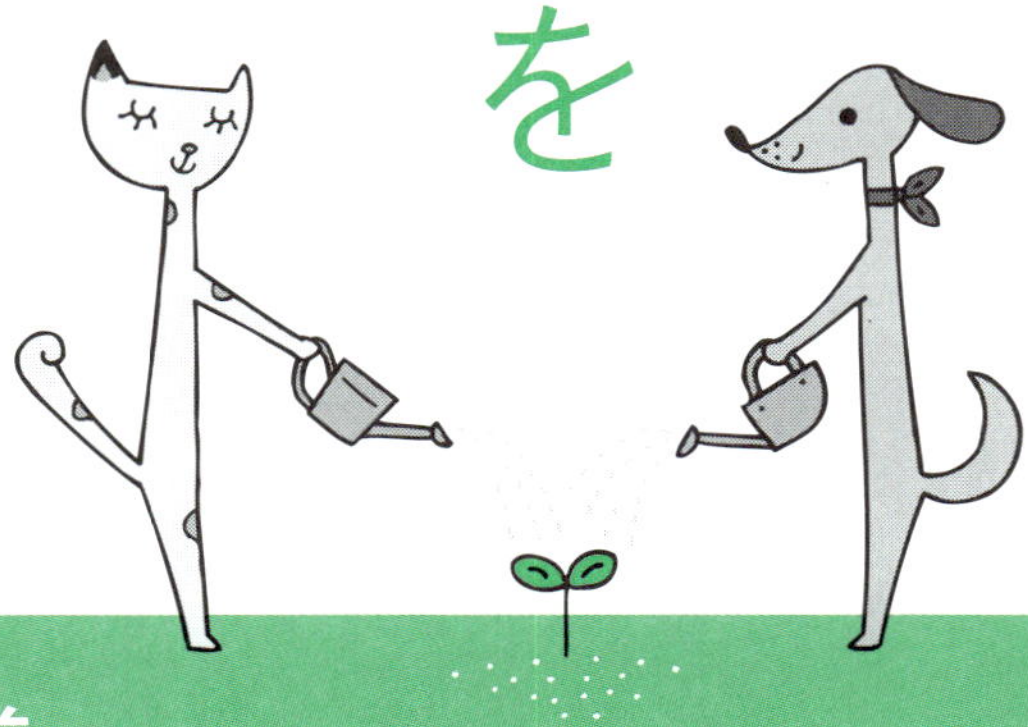

精神科医
奥田弘美
Okuda Hiromi

大和出版

プロローグ

人とつきあうことに、疲れていませんか

「人づきあいって、難しいなあ……」とため息が出ること、あなたはありませんか。

または、「人づきあいって、本当は苦手……」と秘かに悩んでいたりしませんか。

たとえば、あなたは、次のような経験をされたことはないでしょうか。

○職場や学校、近所に、すごく苦手な相手がいて、毎日家を出るのが憂《ゆう》うつである。

○自分が何気なくいった言葉や行動で、思わぬトラブルが起こることがある。

○ときどき誰にも会いたくない、または人が怖いと思うことがある。

○つい人と比較し、自分を卑下してしまう。

○他人に良いことが起きると、羨《うらや》ましくて素直に喜べない。

○ささいな他人の一言や態度を、悪いほうに解釈し、傷ついたり落ち込んでしまう傾向がある。

○親しい友達が少ない、または人脈が狭いことがコンプレックスである。

これらの項目にたくさん該当する人ほど、人づきあいに対して苦手意識を強く持っていたり、真剣に悩んでいることと思われます。

実はかくいう私も、つい10年ほど前までは、すべての項目に二重丸でしっかり印がつくほど、人づきあいが苦手でした。いろんな人間関係の中で、あっちでゴツン、こっちでガ

ツンと、頭をぶつけたり、叩かれたり。自慢じゃないけど、大小の人づきあいトラブルも数限りなく経験してきました。そして、そのたびに落ち込んで、自己嫌悪にさいなまれていたのです。まさに心の中は人づきあいの苦手意識で凝り固まっている状態でした。

しかしそんな私がいまは、さほど人づきあいの苦手意識を感じなくなりました。人とつきあうことに、すごくラクな気持ちで臨めるようになったのです。もちろんすべての人づきあいが１００％スムーズにいくわけではありませんが、以前に比べれば雲泥の差。ジェットコースターに震えながら乗っているのと、観覧車で風景を楽しんでいるぐらい、心のラクさが違います。

このように私が変身することができた秘密は、簡単にいうと、精神医学、心理学、コーチング&成功哲学。約８年前、私はほぼ同時期にこれらと出会うという、偶然に恵まれました。そしてこれらから一挙に獲得した知識と体験を、頭の中でくるくるとミキサーにかけて融合させた結果、人づきあいの「苦手」をやわらげてくれる〝妙薬〟ができあがったのです。この妙薬の処方箋は、いまでは自分以外にも診療やコーチング、執筆を通じて多くの方に提供し、とても喜ばれています。

人づきあいに疲れてくると、次第に心にコリがたまりはじめ、笑顔も消えて、ついにはのびのびとした人生とはかけ離れた道を、歩むことになりかねません。

この本では私が手に入れた、「心のコリ」をやわらげる処方箋を、わかりやすくイラスト入りで解説しました。

ぜひ、あなたも本書を参考にして、「心のコリ」をほぐし、ラクになってくださいね。

人間関係がラクになる 図解 心のコリをとる技術

目次

終章 ハッピーエネルギーが増えてくる！「ひとり時間」の過ごし方

本文デザイン……齋藤知恵子

本文図表作成……株式会社マッドハウス

序　章

苦手、怖い、イヤ！うまくいかない原因はここにあった！

1

「苦手」な気持ちは自然の感情です

◆仮面をかぶり演じている人たち

人づきあいが苦手なのは、自分のコミュニケーション力が劣っているからだとか、あるいは性格が悪いからだと、あなたは自分を責めてはいませんか。もしそうならば、いますぐそれはやめましょう。「人づきあいが苦手」と感じるのは、人間が持つ自然な感情なのですから。

ではなぜ、そうなのでしょう。心理学の「ペルソナ」という概念を使うと、それはわかりやすく理解できます。ペルソナはラテン語で「仮面」という意味。人は皆、他人と接するときに、仮面をかぶり何らかの役割を演じています。親に対しては子どもの役割、上司に対しては部下と、人間関係が多くなるほど、かぶる仮面も多様になります。そして、この仮面をかぶり役割を演じるたびに、心身のエネルギーは奪われていくのです。

◆「嫌だ」「苦手」と感じてＯＫ！

たとえ、どんなに気安い相手でも、エネルギーロスは発生します。初対面や苦手な緊張する相手になると、そのロスは一気に急上昇。自律神経の交感神経が緊張するので心臓はバクバク、筋肉もギュッと緊張し、どっと心身のエネルギーは消耗されます。

生体にとって、自分の大切なエネルギーが必要以上に消費されれば、心が「嫌だ」「苦手」と信号を出すのは当たり前。それは、生命維持のために必要な自己防衛本能にほかならないのです。

だから、苦手な自分はダメなんだと、あなたが思ったり恥じたりする必要はまったくなく、むしろ自己防衛本能が優れていると、プラスにとらえていきましょう。

人とつきあうこと

人はどんな人に対しても、仮面（ペルソナ）をかぶって演技している

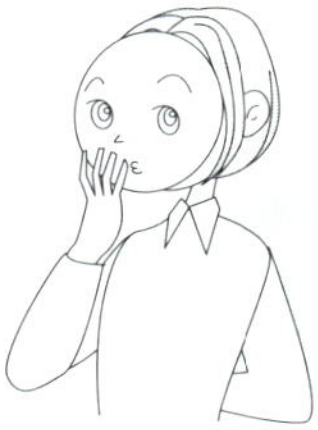

恋人用

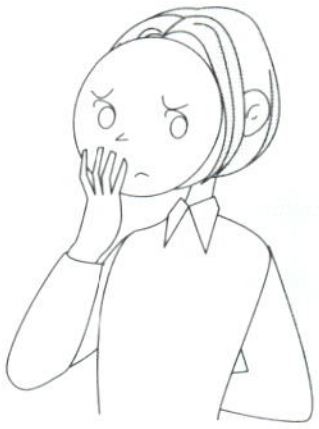

娘用

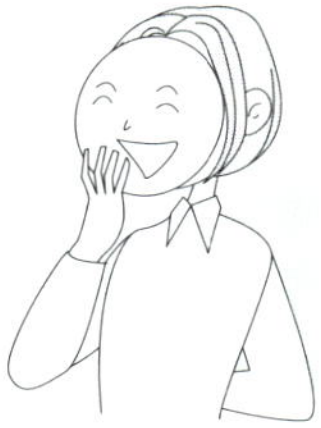

友達用

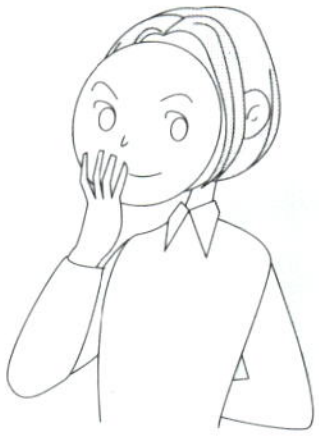

仕事用

＜どんな人とでもつきあうときは、何らかの演技が必要＞

↓

＜演技すると、心身のエネルギーを消耗する＞

初対面の人、苦手な人、緊張する人ほど、エネルギーの消耗は大になり疲れる!!

↓

＜疲れること＝苦手と感じるのは、自然な自己防衛本能＞

人づきあいが苦手と感じる人ほど、自己防衛本能が優れている

advice

“イヤ”“苦手”と思う感情は生命維持のための正常な反応ととらえよう！

2 コミュニケーションに疲れていませんか

◆心がエネルギーダウンしている現代人

あなたは1日のうち、どれぐらいの時間を他人とのコミュニケーションに費やしていますか。電話やメール、ネットの掲示板、チャット、これらすべてはコミュニケーションであり、人づきあいです。そして先述したように、コミュニケーションは心のエネルギーも消費していきます。

ここ10年間で携帯電話とインターネットは爆発的に普及し、毎日のコミュニケーション量は激増し、いまやコミュニケーション過多時代となっています。

常にコミュニケーションしているということは、常にペルソナ（仮面）をかぶらなければならず、素の自分になかなか戻れません。人と接する量が多いほど、人間関係トラブルも発生しやすくなるため、始終、交感神経が緊張し、エネルギーも消費されます。そのため、現代人の多くが慢性的に「コミュニケーション疲れ」を抱えてしまっており、心がエネルギーダウンしています。その結果、余計に人づきあいが苦手だ、煩《わずら》わしいと感じやすくなり、人づきあいストレスが〝爆増〟しているのです。

◆携帯をオフにしてみよう

人づきあいに疲れを感じたら、携帯電話の電源を切り、パソコンにも向かわない時間を1日のうちに少しでもつくってみましょう。

ペルソナを脱ぎ、素の自分に戻り心を癒す。たっぷり1人の時間を味わえば、再び人づきあいを楽しめる心も生まれてくる。あなたが心から人づきあいを楽しみたいと思う気持ちが強くなれば、人間関係も自然にうまくいくのです。

ペルソナをはずして、素の自分に戻れる時間を持とう！

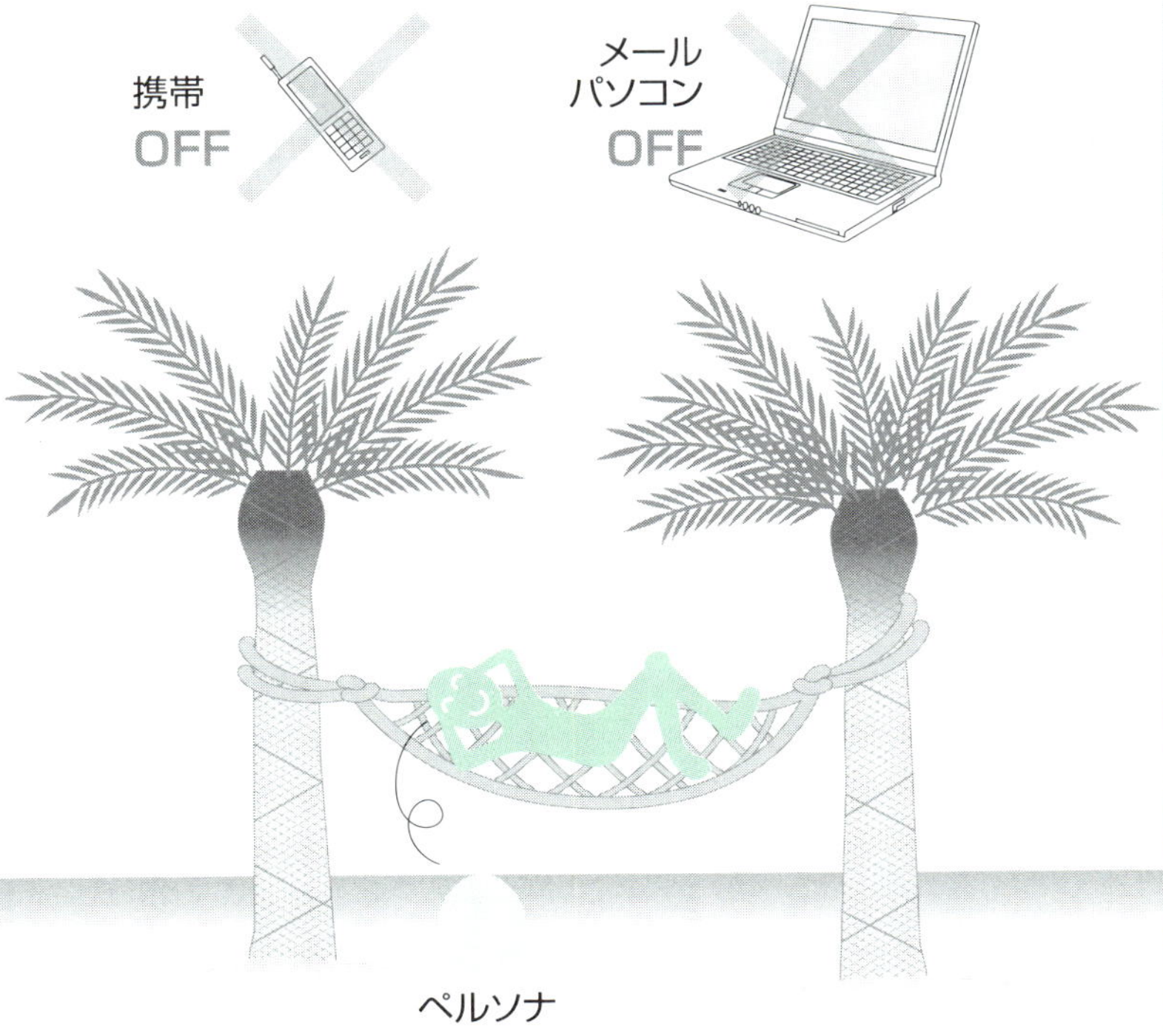
携帯
OFF
メール
パソコン
OFF
ペルソナ

advice

コミュニケーション完全OFF時間がある人ほど、楽しい人づきあいができる

3

「人づきあい」を左右する3つのファクター

◆あなただけに責任はない

人づきあいがうまくいくのも、いかないのも、あなた１人の責任ではありません。

人とのつきあいは、相手が必ず存在します。あなたが同じように接し、同じ言葉を投げかけても、ある人は喜び、別の人は不快に思うかもしれません。また相手が同じであっても、相手の調子が良いときと悪いときとでは、その言葉の受け取り方も違ってきます。このように人づきあいには、「相手」という重大なファクターが存在するのです。

さらに「環境」というファクターも存在します。同じことを同じ相手に伝えるとき、騒々しい所で立ち話で伝えるのと、静かな環境で一対一で伝えるのとでは、話の伝わり方がまったく異なってきます。

人づきあいは、このように「他人の状態」、「環境の状態」、そして「自分の状態」という３つのファクターが複雑に絡み合って起こる行為です。よって、こうすればＯＫという絶対的な正しいマニュアル化は不可能なのです。

◆開き直ることも、ときには必要

人づきあいの３ファクターの中で、自分がコントロールできるのは、「自分」というファクターだけ。自分が誠心誠意コミュニケーションをとっても、うまくいかなかった人間関係については、自分だけの問題ではない、と開き直ることも、ときには必要です。どんなに優秀なマナーや接遇講師でも、コミュニケーション研究の大家でも、人間関係のトラブルをゼロにはできません。人づきあいには完璧や正解さを求めすぎず、また自分だけを責めすぎないことを心がけましょう。

人づきあいを左右する３ファクター

他人の状態

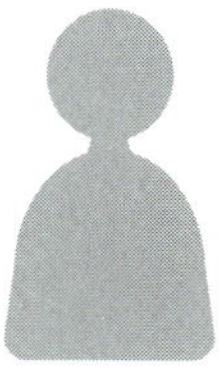

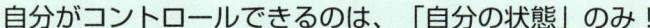

相手の体調・機嫌、物事の価値観、とらえ方、性格、好みなど

自分の状態

自分の体調・機嫌、話題の得意、不得意、経験、知識など

環境の状態

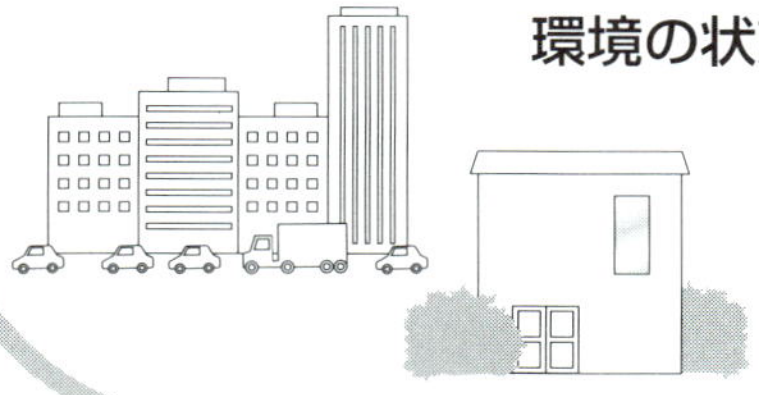

騒々しいところ、静かな部屋、暗い地下室、ムーディなレストランなど

このなかで

自分がコントロールできるのは、「自分の状態」のみ！

advice

最善を尽くしても、うまくいかない人づきあいは、自分のせいだけじゃないと開き直ることも必要

4

友達・人脈の数は、もう気にしない

◆刷り込まれつづけた思考パターン

「♪１年生になったら、１年生になったら、友達１００人できるかな～♪」

さて、この歌が象徴するように、私たちは物心ついたころから、「友達をいっぱいつくろう」「友達は多いほど良い」と教育され頭に刷り込まれつづけてきました。そして大人になってからも「仕事を成功させるためには人脈だ」「人脈が広いほど立派な人」という価値観を刷り込まれつづけています。

この刷り込みによって無理を重ねる……。診療室やコーチングで様々な方のお話をうかがっているうちに「人づきあい強迫」というべき思考パターンが多くの人に存在していることに気がつきました。

◆「量より質」を考えよ

いま、多くの人が「友達や人脈の数は多いほどいい」「友達の少ない人はダメ人間」といった刷り込みによって、友人の数や人脈の広さを自己評価の基準にしてしまっています。

しかし、心のエネルギーには限りがあり、つきあう人が増えるほどに、そのエネルギーを分配しなければなりません。結果、おのずと１人当たりにかけられるエネルギー量は減らさざるをえなくなり、大量生産された低品質安価商品のような薄っぺらなつきあいになってしまいがちになります。

大切に丁寧に人間関係を築こうと思えば、仕事や家庭の責務が多い人ほど、自然とその数は限られていくはず。

友人や人脈の数は、「量より質」と考えて、いたずらに数を気にしない、他人と比べないようにするだけで、心がホッとラクになりますよ。

“友達強迫スパイラル”にご用心

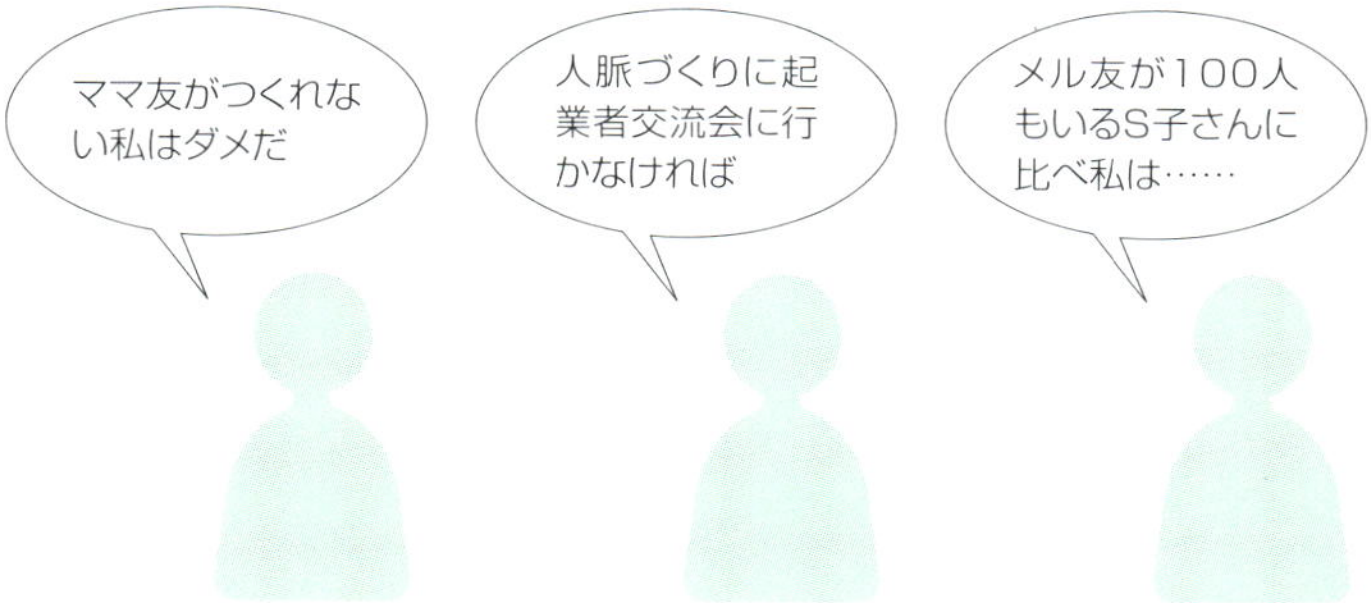
ママ友がつくれない私はダメだ
人脈づくりに起業者交流会に行かなければ
メル友が100人もいるS子さんに比べ私は……

友人の数、人脈の広さを自己評価の基準にしていませんか？

↓

頑張って、友人や人脈を広げなきゃ！

人を増やすことに無理を重ねていると……

心のエネルギーが足りなくなってくる	一人当たりにかけるエネルギー量が低下する

↓ その結果

「安かろう、悪かろう」品質の大量生産型人づきあいに！

advice

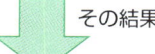

友達や人脈は数より質！　自分のエネルギーに見合ったハイクオリティなつきあいをしよう

5 お互いのエネルギーが上がる関係になろう！

◆心に流れ込む強力エネルギー

人づきあいは、ペルソナ（仮面）をかぶって演技をするため、心のエネルギーを消費するという説明は前にしましたが、それを上回るエネルギーが心に流れ込むことも、たくさんあります。たとえば、人に褒《ほ》められたとき、勇気づけられたときなどが、その典型的な例ですよね。

さてあなたは、人づきあいは人間関係とひとくくりで考えていませんか。心のエネルギーを基本に考えていくと、次の4種類にグループ分けすることができます。

◆ベストな関係とは？

●グループ1「あなたも相手も心のエネルギーが上がる人間関係」

●グループ2「あなたの心のエネルギーが一方的に奪われる人間関係」

●グループ3「あなたの心のエネルギーは上がるが、相手は下がる人間関係」

●グループ4は「あなたも相手も心のエネルギーが下がってしまう人間関係」

いま現在、あなたの公私すべての人間関係はこれらのグループのどこに属していますか。頭に浮かぶ人から、ざっとグループ分けして書き上げてみましょう。もちろんグループ1がベストな関係ですが、2、3、4の人間関係を抱えていることも多いのでは？

次章からは、具体的なスキルを使いながら、すべての人づきあいをグループ1にすることをめざして、少しずつ改革していくことにしましょう。

あなたの人間関係はどこに属している？

自分のエネルギー

UP

相手のエネルギー

DOWN　　　　UP

グループ③

自分のエネルギーは上がり、相手は下がる

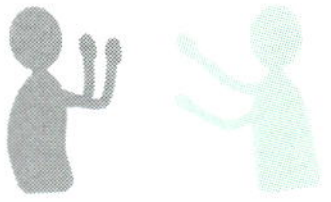

- 自分の愚痴を聞かせるばかりで、友人の相談には乗ってあげない
- 面倒で地味な仕事ばかり後輩にまわして、自分は颯爽と活躍している

グループ①

自分も相手もエネルギーが上がる

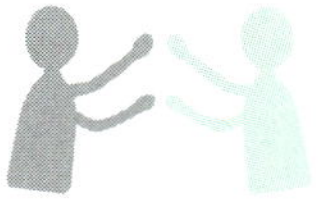

- 一緒に励まし合いながら共に資格取得をめざしている友人C
- 母親の愛情をたっぷり得る子どもと、子育てによって喜びをもらう母親

グループ④

自分も相手もエネルギーが下がる

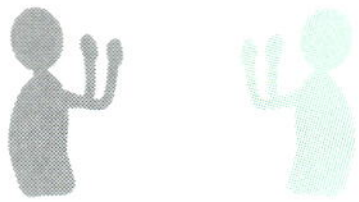

- いつも会うと悪口大会になる
- 双方粗探しばかりしている
- 過剰な競争を繰り返す

グループ②

自分のみエネルギーを奪われる

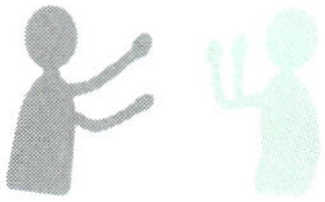

- 失恋した友人が部屋に転がり込んできて、仕事ができない
- こちらの都合に関係なく突然訪問してきて上がり込む姑

DOWN

トラブルが起こりやすく、いつかは破綻するグループ

advice

グループ1の人間関係をめざそう！

コラム

「言葉は便利、されど危険!?」

言葉は他人との意思を通じさせるために、本当に便利で、必要不可欠なもの。

でも、この言葉という便利な道具、ちょっと気をつけて使っていかないと、トラブルを招く危険が隠れています。いわゆる「誤解」や「意味の取り違え」というトラブルです。

ひとつエピソードをご紹介しましょう。ある上司が新人に、初めてプレゼンテーションの準備を任せました。1週間後、上司は少し心配になって、「先週頼んだプレゼンの準備、一応やれている?」と尋ねました。新人は「はい、一応は」と答えました。上司は安心し、「じゃあプレゼンの2日前にチェックしよう。頑張って」と伝えました。ところがチェックの日、プレゼンテーションの準備は、完成とは程遠い状態。しかも内容も、かなりいい加減。上司は激怒し、「どうしてできないならできないって、ちゃんといわない!」と怒鳴ってしまいました。

なぜ、こんな事態になったのでしょう。

それは、この上司と新人の言葉のイメージに、大きなギャップが生まれていたからなのです。後輩の「一応」と、上司の「一応」とのイメージに大きな違いがありました。

言葉は、大きな塊《かたまり》でできています。たとえば、「青い色」という言葉の塊には、薄い水色から、濃いブルー、鮮やかなロイヤルブルーなど、様々な青というイメージが詰まっています。このように、ひとつの言葉から感じとるイメージは、人によって違います。「一応」「大体」「大変な」「微妙に」など、言葉が抽象的になればなるほど、そのイメージにギャップが存在するといって良いでしょう。

ですから、大きな抽象的な言葉の塊が出てきたら、その塊を崩して具体化していくことが必要となります。そうしないと、後々大きな誤解や意味のとり違えに発展する可能性があるのです。

先ほどの例では、「一応」という言葉が、大きな言葉の塊でした。新人の「一応」は、「1人でとりあえず、やれる所までやる」というイメージでした。上司の「一応」は、「一通り完成しておく」というイメージでした。上司はそのギャップを見逃さずに、次のような「塊を崩す質問」を投げかければ良かったのです。「一応っていうのは、具体的にどんなふうにやっている?」「一応とは、いまどこまでできている?」。このように具体化しておけば後で困ることもなかったでしょう。

抽象的な言葉は、注意して使うことが必要です。自分が使うときは、できるだけ具体的な表現で塊を小さくする。人の言葉の中に抽象的な言葉の塊を見つけたら、その場で崩していくことを心がけていきましょう。相手との意思の疎通が、うまくいくようになりますよ

第1章

【心のコリのほぐし方①】

まずエネルギーの消耗を食い止めよう

1

傷つきやすい人が増えている

◆ガラスの心を持つ人たち

文明の利器の発達で、現代人の体力が低下しているのは周知の事実ですよね。

実は体力とともに、心の力も落ちています。何でも便利に苦労なく手に入る状態は、自分の思い通りにならないストレスに対抗するための心の力を弱くしてしまいます。特に若い世代には、傷つきやすいガラスのような心を持つ人が増えているように感じられます。ナイーブすぎる心では、温室育ちの観葉植物のごとく、ストレスの負荷がちょっとかかっただけでも、すぐダメージを受けてしまいます。人づきあいでも、相手の態度やささいな一言にすぐに反応し、落ち込んだり、逆にキレたりしやすくなります。その結果、人間関係は不安定になり、人づきあいの苦手意識もますます強くなるのです。

◆自分の心をタフに変えよう！

逆に本当に人づきあいが上手な人は、私の経験から考察するに、心がタフな人が多いようです。彼らは、コミュニケーション能力が優れているとか、心理的考察力が優れていると、とらえられる傾向がありますが、私はそうではないと思うのです。

心がタフな人は、ちょっとしたことでは動じないため、感情も穏やか。自然に笑顔も多くなります。感情や態度が安定していると、その人と接する人も安心感がアップします。そのため安定した人間関係が築きやすくなるというわけなのです。

人間関係を良くしようと思って、コミュニケーションスキル研修を受けるのもいいですが、その前に、まず自分の心をタフにすることから始めませんか？

わずかなストレスで多くのダメージを受ける人が増えている

タフ・ハートくん

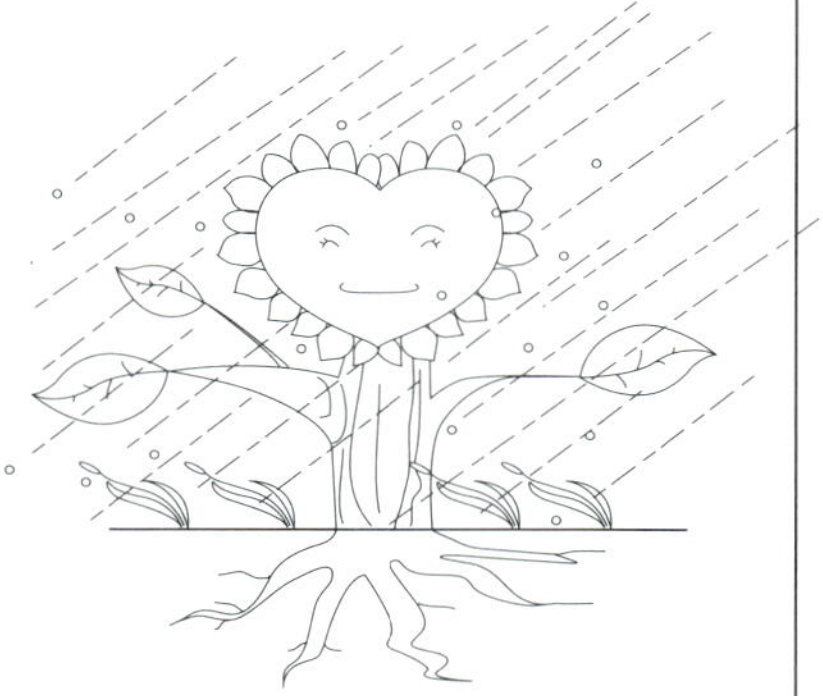

雑草のようにタフ。雨が降っても、雪が降っても、いつもしっかり根をはって元気

彼にふられちゃった。
よし、もっといい人を見つけてやる！

上司から怒られたけど次で挽回するぞ!

ナイーブ・ハートくん

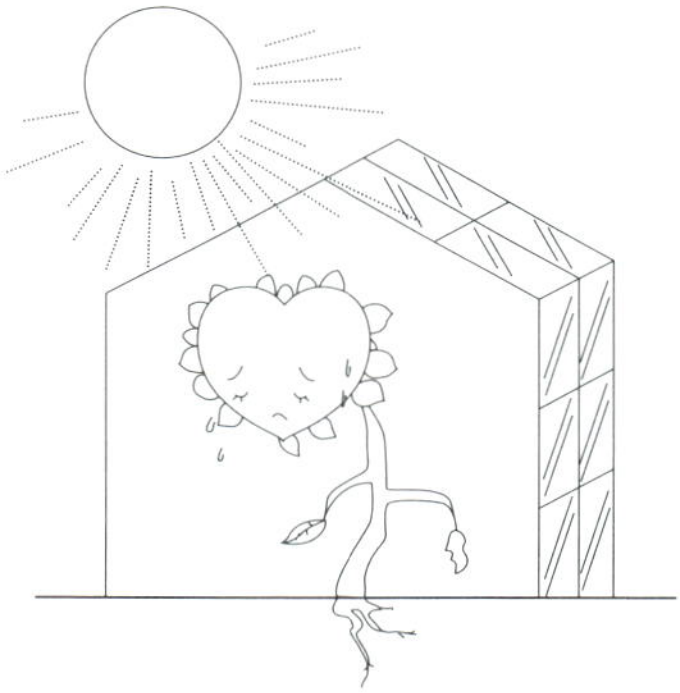

ちょっとした刺激や変化にも反応する。ガラスのような繊細な心、温室育ちで、気温や天候の変化に敏感に反応する

仕事で失敗した。もうおしまいだ

A子さんに挨拶したのに無視された。
私は嫌われ者だ

advice

心をタフにすると人づきあいも安定する

2 なぜ、彼らはヘコみにくいのか

◆ダメージを受けてもすぐに復活する人

　では、心をタフにするには、どうすれば良いのでしょう。心の感受性を落とし、物事に鈍感になるだけでは、タフにはなれません。カウンセリングやコーチングを通じて思うことは、心がタフな人は心のエネルギーの高い人だということ。現代は人づきあいも含め、心からエネルギーを奪うストレス源がいっぱいです。しかしタフな人は、ストレスがかかってエネルギーが消費されても、疲れにくくヘコみにくく、ダメージを受けても早く復活できます。

　これをわかりやすく表したものが、次表の「ココロ充電池」です。はじめに自分の心が充電池になったと考えてください。ココロ充電池の仕組みは、「心にストレスがかかるとエネルギーレベルが下がる。逆に心にとって充電源となることをやると、エネルギーレベルが上がる」とご理解ください。

◆心の充電源と消耗源

　心からエネルギーを奪うストレスは、悲しい、つらい、嫌なことだけではありません。ストレスの正体は、「何らかの刺激によって体や心が変化すること」。だから人づきあいはもちろん、嬉しい変化も心からエネルギーを奪う一種のストレスだと考えてください（もちろん嬉しい変化には、エネルギーを充電する要素もあります）。

　逆に心の充電源となることは、心が本当に楽しい、ホッとするなどを感じる事柄です。ただし大前提として「心が本当に望んでいて健康に良いこと」に限られます。次項からは、このココロ充電池モデルを使って、心のエネルギーをアップさせていく具体的な方法をご紹介しましょう。

心からエネルギーを奪ってしまうストレスとは

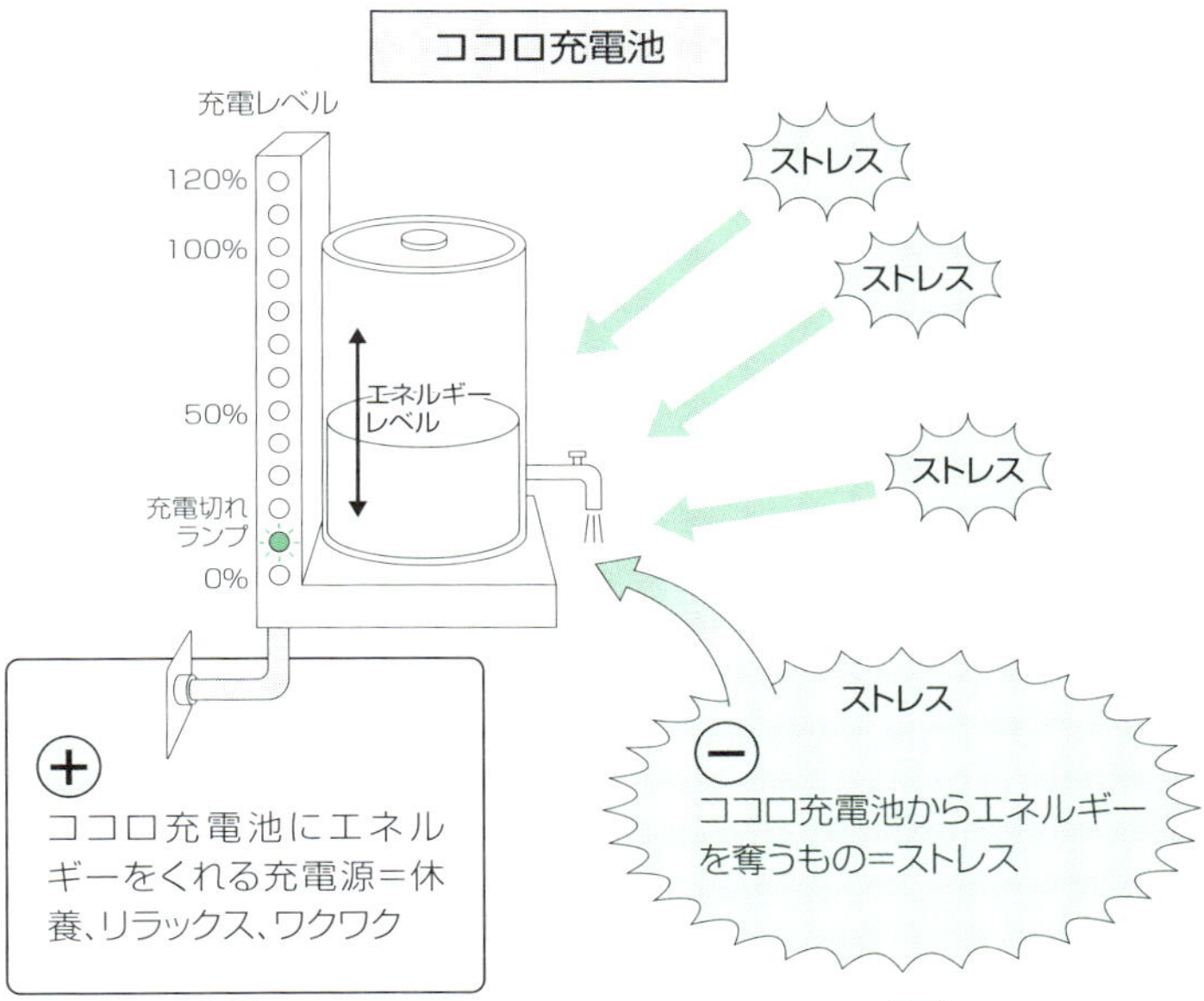

ココロ充電池
充電レベル
120%
100%
50%
充電切れランプ
0%
エネルギーレベル
ストレス
ストレス
ストレス
ストレス
＋
ココロ充電池にエネルギーをくれる充電源＝休養、リラックス、ワクワク
－
ココロ充電池からエネルギーを奪うもの＝ストレス

「本当に楽しいなあ」、「心地良いなあ」、「ホッとするなあ」、「リラックスするなあ」（休養すること、マッサージや入浴、アロマなどのリラクゼーション、心の底から楽しさを感じる会話や団欒、ガーデニングや音楽などの趣味、自分のしたい活動など）
※ただし本当に望んでいること、健康に良いことにかぎる！

ストレスは、「体や心を変化させる刺激のこと」
※ただし、悲しいこと、つらいこと、嫌なことだけではない！嬉しい変化も、一種のストレス!（昇進、卒業·入学、就職·転職、異動、引越し、結婚、出産、単身赴任etc）

advice

それは充電源？ それとも消耗源？ 充電池で考えよう！

3 あなたの心の状態はこれでわかる!

◆適度なストレスはGOOD

目まぐるしく変化するスピード社会の現代。前項で変化はストレスの素だとお話ししましたように、私たちは変化の数だけ日々ストレスに遭遇します。紫外線と同様にストレスを避けて生きることはできません。

一方で、ストレスは生きるうえで大切な刺激でもあります。やりがいのある仕事を任された、習いごとの発表会がある、といった適度なストレスは自分の能力をアップさせ、心にハリを与えてくれます。

ストレスはむやみに避けようとするのではなく、上手につきあう。ココロ充電池のエネルギーを低下させないよう、コントロールしていけばいいのです。

◆エネルギーレベルを毎日チェック

そのための基本として、私はココロ充電池のエネルギーレベルを毎日チェックすることを、おすすめしています。

「悩み事や不調もなく心身ともに絶好調が充電レベル100%、逆に心身ともに疲れ果ててベッドから起き上がれないぐらいを0%とします。さあ、いまの充電レベルは何%?」

このように自分自身に問いかけて、ココロ充電池のエネルギーレベルをチェックしてみましょう。

イラストには、空のココロ充電池をご用意しました。ここにサッと一本、線を引っぱってみてください。あれこれ考えず、あなたが直感的に感じたレベルでいいのです。

ココロ充電池のエネルギーレベルの目安は、次表をご覧ください。私の経験に基づいた数値ですが、現在の状態を把握する参考にしてください。

あなたのココロ・エネルギーは何%？

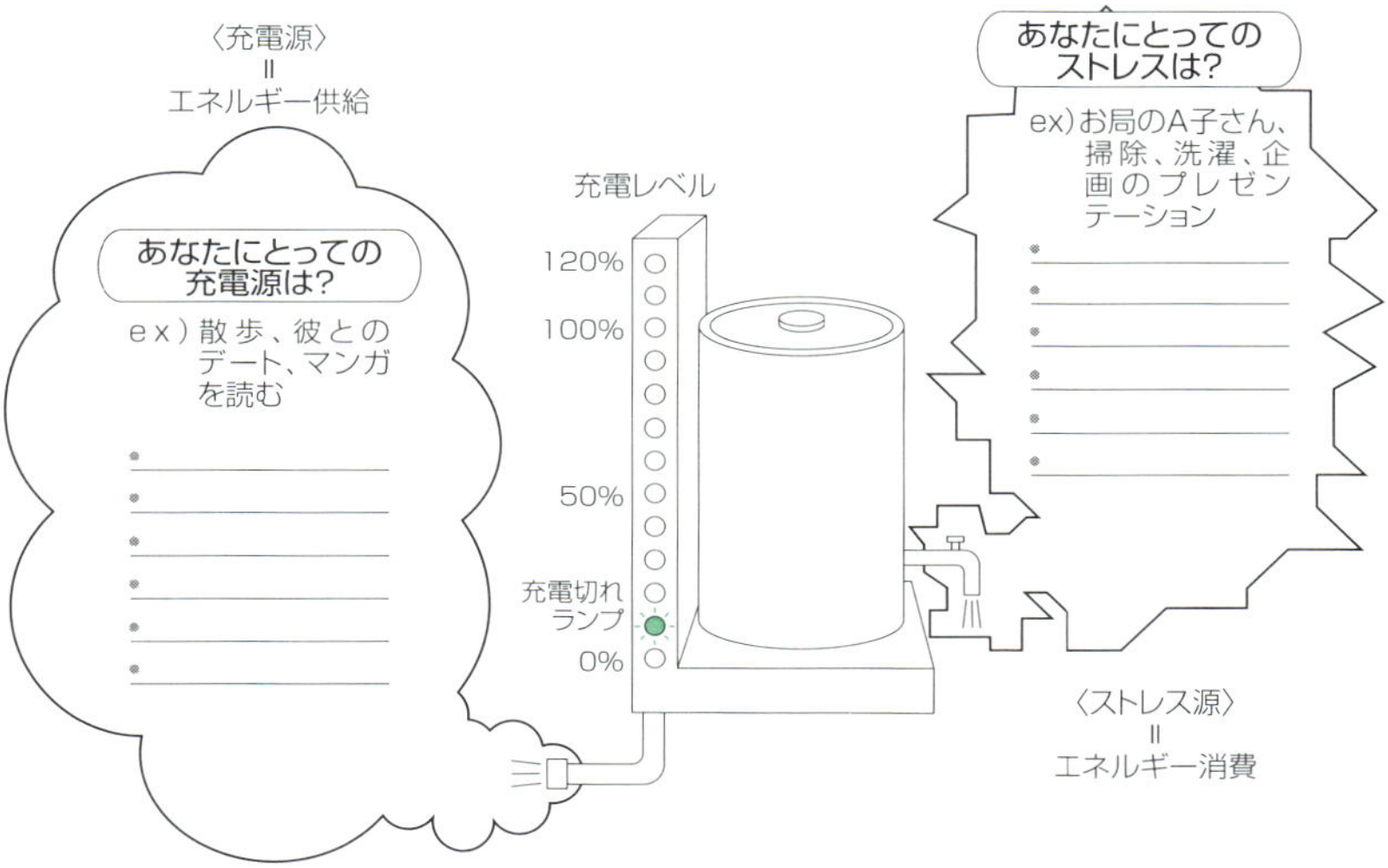

「ココロ充電池のエネルギーレベルの目安」

エネルギーレベル約80%以上

このレベルの人は、心も体も元気いっぱい。現在、仕事でもプライベートでも、自分らしく活躍できている人が多い

エネルギーレベル約70%〜50%

ややお疲れ気味。体調が悪かったり、何か精神的なストレスを抱えていたり。自分らしさや、本来の能力が発揮できていない状態。ストレスリストにあることは控えめにして、充電源リストの事柄を増やしてたっぷり充電しよう

エネルギーレベル約40%以下

心か体、または両方が相当疲れている。このレベルを訴える人の中には、うつ病や心身症などの病気を発症していることもあり。ストレスリストの事柄は極力避けて、充電源リスト優先で。不眠、食欲低下、いつもと違う倦怠感、精神状態、原因不明の体の不調が続いているようならば、医療機関にも相談を

advice

毎日チェックすることで、心の状態がわかってくる

4 こうすれば、人づきあいの調節ができる

◆エネルギーをくれることを優先しよう

ココロ充電地のエネルギーレベルチェックは、ぜひ毎日行ってください。同時にそのエネルギーレベルにそって、毎日の仕事や人づきあいを調節することをおすすめします。

たとえばどんどんエネルギーレベルが低下しているのなら、エネルギーが奪われることは極力しない。手を抜けるものは抜く、先送りできるものはする、人に頼んだり、遠ざけたりすることなどを試みましょう。

そして自分に、エネルギーをくれることを優先してください。休みたければ早退して休んでみる、心地良いことをしてみる、というように、自分にちょっと甘くなってエネルギーを補給してあげましょう。

前頁で、あなたがエネルギーレベルチェックしたココロ充電池には、あなたにとっての充電源や、ストレス源を書き込むリストもつけてあります。自分にとって何がエネルギーをくれることなのか、何がエネルギーを奪うことなのかを、できるだけ詳しく書いてみましょう。

◆エネルギーレベルが低下しているときには

また心のエネルギーレベルが低いときには、無理に人づきあいしないほうが賢明です。

感情が不安定になる傾向が多いですし、マイナス思考になり冷静な判断力も低下しますので、人間関係が乱れやすくなります。エネルギーレベルが低下しているときは、エネルギーをたくさん奪われる人とはできるだけ会わない、1人で過ごしたり、気の置けない家族や恋人・親友とのつきあいにとどめておく工夫が大切です。

「ココロ充電池」のエネルギーレベルで人づきあいの調節を

エネルギーレベル 約80％以上	心も体も元気いっぱい。このレベルの人は、多少の無理もきく状態。新しいチャレンジ、プラスアルファの仕事や活動をしても大丈夫。人づきあいでも、新しい集団に入ったり、おつきあいの範囲を広げてもOK
エネルギーレベル 約70％～50％	体、または心がややお疲れ気味。今は無理をしないで、仕事や活動は現状維持程度を心がけ、エネルギー消費を抑える。休息、リラクゼーションをしっかりとり、エネルギー回復を優先する。人づきあいの範囲も、現状維持程度とし、緊張したり気疲れする場を避け、気の置けない人とのつきあいにとどめておくのがベスト
エネルギーレベル 約40％以下	心や体が相当疲れている。エネルギーが奪われることは、できるだけやめる。勇気を出して休んだり、断ったり、先延ばしする。そして、自分にエネルギーをくれることを行い、睡眠、栄養、休養をたっぷりとる。人づきあいでは、自分の本音に従って、会いたくない人とはできるだけ会わず、気心の知れた人と無理のない範囲でのつきあいを。自分の素に戻れる時間を増やし、心のままに過ごす

※数値はあくまで参考値です

advice

エネルギーレベルが低下しているときは、あなたからエネルギーをたくさん奪う人にはできるだけ会わないこと

5

エネルギーがググン補給できる「7つの至福リスト」

◆心をメンテナンスする習慣

特に大きなストレスがなくても、時間に追われ携帯に束縛されメールに催促される毎日は、気づかないうちに心からエネルギーを奪っていきます。

心のエネルギーが目減りすると前向きな気持ちも萎《な》え、笑顔も減り表情も冴《さ》えなくなり、他人に与える印象も悪化します。その結果、人間関係にも悪影響を及ぼしていくのです。女性が毎日、お肌のお手入れを欠かさないように、心もメンテナンスする習慣を持ちましょう。そのために活用していただきたい方法が、「7つの至福リスト」です。

◆お金や時間を要しない

これは毎日、自分自身の心にエネルギーを補給する1週間分のリスト。あなたにとって、エネルギー源だと思われる事柄を7つあげてみましょう。

ただし「自分1人でできること」「特別なお金や時間を要しないこと」が原則です。「恋人に長電話する」ように相手が必要だったり、「ゴルフのラウンドをする」ように、時間やお金がたくさんいることだと、毎日は気軽にできませんよね。お気に入りのマンガを読む、帰り道のカフェで一服などは自分1人で気軽に楽しめる至福リストの好例です。そして、あなたのエネルギー源となる事柄をリストにしておくと、思い立ったときすぐに取りかかれます。

自分の気持ちや状況にフィットする項目をリストの中からひとつ選んで、毎日やってみましょう。忙しいときには5分でも構いません。心にエネルギー注入する時間を捻出することは、一見無駄なように感じても、これを行うことで、その後の人づきあいや仕事のパフォーマンスはぐっとアップします。

心がワクワクして幸せな気持ちになれる「７つの至福リスト」を書いてみよう

作成条件!

その１　１人でできること
その２　特別なお金や時間が要らないこと

至福リスト

1. ＿＿＿＿＿＿＿＿
2. ＿＿＿＿＿＿＿＿
3. ＿＿＿＿＿＿＿＿
4. ＿＿＿＿＿＿＿＿
5. ＿＿＿＿＿＿＿＿
6. ＿＿＿＿＿＿＿＿
7. ＿＿＿＿＿＿＿＿

７つ＝７日分
その日の気分で
DO！

もちろん、７つ
以上でもＯＫ！
リスト化して
おくと便利

〈例〉

Oさんの至福リスト

1.サウナで、リフレッシュ
2.ネットカフェの個室で、昼寝か瞑想
3.趣味のゴルフショップで試し打ち
4.本屋で新刊、ベストセラーチェック
5.お気に入りの店で、スペシャル定食
6.昔夢中だったギターで1曲
7.帰り道、少し遠回りして港を歩く

P子さんの至福リスト

1.ブルーマウンテンでリッチなコーヒータイム
2.ペットショップをのぞいて、大好きな猫とたわむれる
3.クイックマッサージで、20分リラックス
4.ケーキをディナーのデザートに奮発
5.大好きなアーティストのDVDを見る
6.お気に入りのカフェバーでシャンパンを一杯
7.デパートでブティックの新作を試着

advice

１日１つのエネルギー注入で、心はスッキリ、やる気倍増！

コラム

「ナイーブ・ハートからタフ・ハートへ」

人づきあいにタフな心をつくるために、ちょっとした心のトレーニング法をご紹介しましょう。

これらは、私が実際に以前意識して行っていたオリジナルのメントレ法。一見マイナスに思う物事を、プラスに認知しなおすことで、心のエネルギーをアップさせることができます。

ナイーブ・ハートをタフ・ハートに変身させる、発想の転換法だと思ってください。エネルギーが高まってイキイキした表情になれば、あなたの印象はグンとアップし、他人からも好意を持たれるようになります。そうなると人づきあいも、自然とうまくいくようになるというわけ。もしお気に召したものがあったら、ぜひやってみてください。

●大事な人と会う前、または重要なプレゼンの前に皿（コップ）が割れたら？

ナイーブ・ハートくんは？

↓「うわあ、縁起が悪い。もしかして今日の面談（または仕事）は失敗するかもしれない」

これをタフ・ハートくんに変えるには？

↓「やった〜！　ひとつのものが、二つになった（もしくは、いっぱいになった）。これは、ご縁がどんどん広がる吉兆だ！」

●出勤途中、満員電車で靴を踏まれた、または意味もなく怒鳴られたら？

ナイーブ・ハートくんは？

↓「ワッ、なんて今日はついてないんだ。きっと嫌なことが起こるに違いない」

これをタフ・ハートに変えるには？

↓「よし、これで今日1日の厄落としができたぞ！　今日は快調間違いなし」

●上司にイライラをぶつけられて、理不尽に怒られたら？

ナイーブ・ハートくんは？

↓「くそお、なんで自分に当たるんだよ。もしかして私を嫌っているのかも。もう、明日から挨拶なんてするものか！」

これをタフ・ハートに変えるには？

↓「ふふふ、これで上司にひとつ貸しをつくったぞ。明日は何事もなかったように笑顔で挨拶して、さらに貸しをつくっておいて、倍返ししてもらおう」

第2章

【心のコリのほぐし方②】

ほら！ こうすれば、こんなに自信がわいてくる！

1

「本当の笑顔」で人づきあいが変わる

◆相手にエネルギーをプレゼント

私は、精神科医という職業柄、いろいろなコミュニケーション法を学ぶ機会も多いのですが、「本当の笑顔」こそが、一番大切なスキルだと感じています。極端な話、「本当の笑顔」さえあれば、人づきあいは8割がた、うまくいくのではないかと、個人的には思っているくらいです。

「本当の笑顔」は、表面的なつくり笑いや、愛想笑いではなく、心の底から湧いてくるイキイキとした健やかな笑顔のこと。そんな「本当の笑顔」で人と接することができれば、それだけでエネルギーを相手にプレゼントすることができます。「本当の笑顔」からは、「あなたと会えて嬉しい」というメッセージや、「あなたを心から歓迎していますよ」という思いが相手に伝わります。それがプラスのエネルギーとなって、人の心を温めたり、穏やかに癒したりする効果を発揮していくのです。

◆人間関係が自然とうまくいく

自分にプラスのエネルギーをくれる人に対しては、誰しもが好感を抱きますし、良い関係を保ちたいと願います。事実、コーチングでは、「エネルギーがプラスの人の周りには、良い人の輪が広がる」という法則があるくらいです。この法則は、相手が仕事相手であっても友人であっても、夫・子どもといった家族であっても、すべて通用します。つまり自分がイキイキした「本当の笑顔」をキープすることができれば、それだけで人間関係も自然とうまくいくようになるというわけなのです。そして「本当の笑顔」をたっぷり持っている人は、心の充電源をたくさん持っている人でもあるのです。

「本当の笑顔」効果

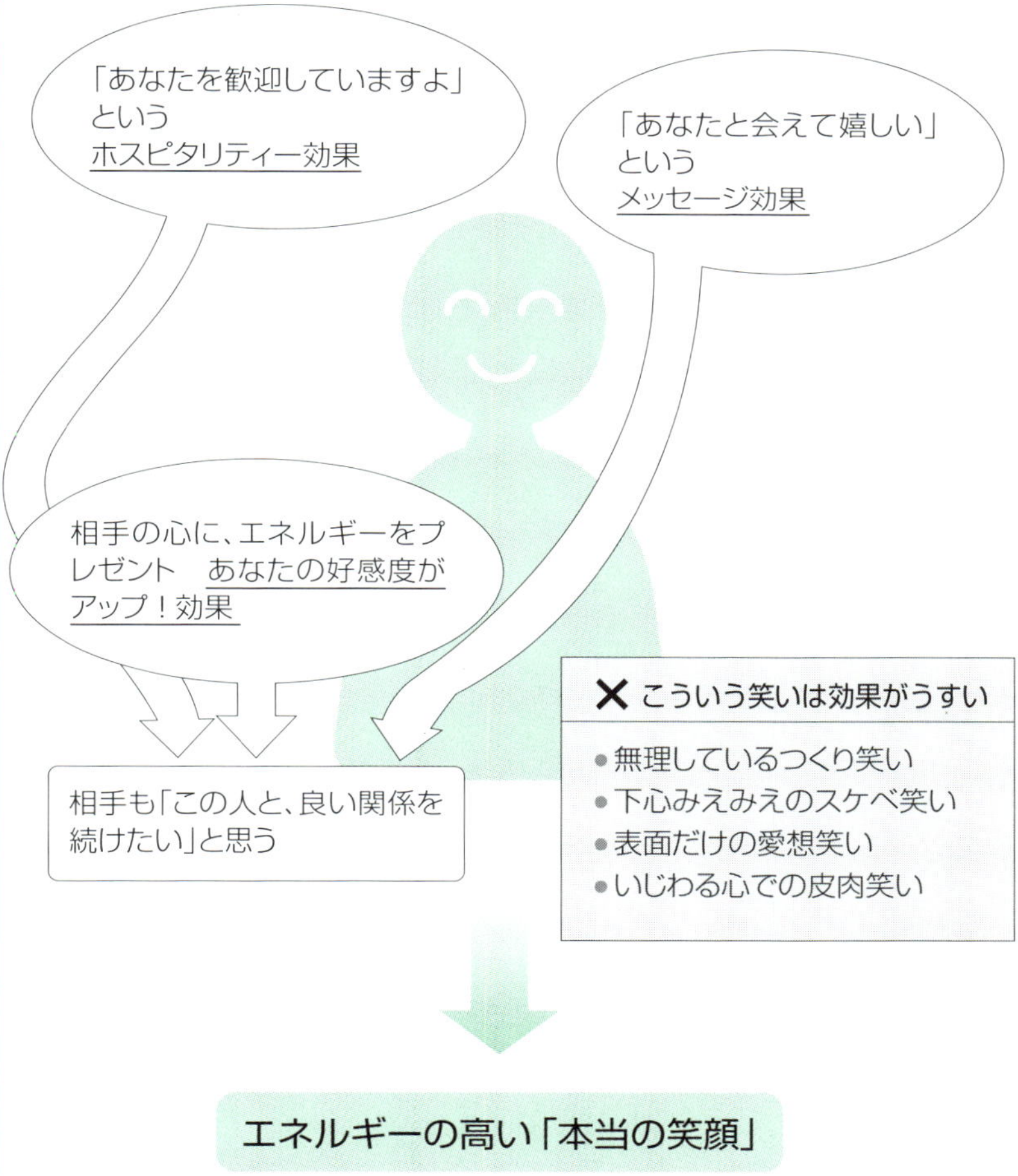
「あなたを歓迎していますよ」
という
ホスピタリティー効果
「あなたと会えて嬉しい」
という
メッセージ効果
相手の心に、エネルギーをプレゼント　あなたの好感度がアップ！効果
相手も「この人と、良い関係を続けたい」と思う
✕ こういう笑いは効果がうすい
● 無理しているつくり笑い
● 下心みえみえのスケベ笑い
● 表面だけの愛想笑い
● いじわる心での皮肉笑い
エネルギーの高い「本当の笑顔」

advice

心からの“本当の笑顔”は、最強のコミュニケーションスキルなり！

心のリハビリテーションを始めよう

◆幼いころへ人生をさかのぼる

「本当の笑顔」は元気な心から生まれます。そのためには、心の充電源を増やすことが大切。ここでは、その簡単な方法をご紹介しましょう。

はじめに、あなたの人生を幼いころへとさかのぼり、夢中になったことや、楽しさを感じたことなどを年代別に思い出してみてください。「年代別の充電源リスト」をつくるのです。

そして過去の充電源の中で、実行可能なことを、片っ端から再体験してみましょう。手軽に体験できる項目から実行してみるのがコツ。たとえば、幼いころに大好きだった人形や模型におもちゃ屋で触れてみる。思春期に熱中していた本を読み返してみる。若いころ没頭していたスポーツを1日再体験してみる、といった具合です。

◆現在に通じる楽しさのヒント

いまは興味がなくても、とりあえずやってみてください。頭で損得を考えずに無邪気に楽しんでいたころの充電源に触れることで、心はリハビリテーションされます。そうすることで現在の生活でも充電源を発見しやすくなってくるのです。

また過去に充電源だったことには、現在に通じるヒントが隠れていることが多いもの。純粋だった若いころに興味や、楽しさを感じたことの中には、隠れた才能や自己実現の原石が眠っていることも多々あります。ちなみに私は少女時代に傾倒した本を読み返し、作家になる夢を思い出しました。それが人生の大きな転機となったのです。何となくピン！とくるアイデアが出たら、ぜひ追求してみてください。

年代別充電源リスト

幼児期（0〜5歳）

例）ミッキーマウスが大好きで、キャラクターグッズがいっぱいだった

YOURS）

小学生時代（6〜12歳）

例）ソフトボールに夢中になりピッチャーをしていた

YOURS）

中学生時代（13〜15歳）

例）化石や遺跡に興味を抱き、考古学者になって発掘したいと思っていた

YOURS）

高校時代（16〜18歳）

例）バンドを組んで、ギターにはまっていた

YOURS）

大学時代（19〜22歳）

例）ボランティア系サークルで、募金やバザーを企画するのが楽しかった

YOURS）

卒業後〜（22歳〜現在）

例）子どもができるまではジャズが好きでジャズバーのライブに通いつめていた

YOURS）

➡ 過去の充電源は現在の充電源に通じている‼

3

輝くキッカケが見つかる「パワーワード」

◆言葉には力がある

もうひとつ、心の充電源を見つける楽しいワークをご紹介しましょう。「言葉には力がある」としばしば表現されます。また日本には昔から「言霊（ことだま）」という言葉もあるくらい、言葉の持つパワーは注目されてきました。

そしてコーチングや成功哲学でも、魅力や力を感じる言葉は、人生において大切な意味を持つと考えられています。これらはライフワークを象徴していたり、自分を支える価値観や人生で実現したいニーズであったりします。私は、そんなパワーを持った特別な言葉を、「パワーワード」と呼んでいます。

◆自己実現に結びつく

それでは実際にパワーワードを見つけてみましょう。まず次表をご覧ください。ここには、様々な言葉が並んでいるので、じっくりとながめてください。

次に「なぜか気にかかる」、「どこか魅力を感じる」言葉をチェックします。これ以外で気になる言葉があれば書き込んでOK。最終的に3～5つに絞り込み、一番自分がパワーを感じる順に並び替えましょう。あまり深く考えずに、直感的にするのがコツ。最終的に残ったこれらの言葉が、あなたの「パワーワード」。これらの言葉に対し、①～⑤の質問をもとに具体化していきましょう。

パワーワードに関連する活動は、心に多量のエネルギーを注ぎ込み、ビッグな充電源となる「自己実現」に結びつく可能性が大。すぐに活動できなくても、自分のパワーワードを知っていると、それに関連する物事に出会ったら、ピンと直感が働くはず。そのときは臆せずにトライしてくださいね。

新たな充電源の見つけ方

パワーワード・リスト

美しい・魅力・洗練された・エレガント・センスが良い・可愛い・優雅・爽やか・快適・整理整頓・清潔・高雅な・透明さ
ハート・温かい・絆・協力・平和・安らぐ・落ち着いた・家庭・信頼・和・安心・安定・結びついている・友情・愛情・愛・感謝・調和
未来・創造・宇宙・飛躍・伸びていく・成長・理想・新しい・広がっていく・夜明け・目覚める・発明・オリジナリティ・独創的・産み出す・発展・旅立ち
冒険・スリル・パワー・チャンス・情熱・輝き・成功・興奮・勇気・打ち勝つ・開拓する・驚き・優勝・やり遂げる・名誉・財産・権力
教育・導く・影響を与える・コーチ・支配する・統率する・啓発・促進する・活性化する・リーダーシップ・サポートする・支える・貢献・アドバイス
楽しむ・気持ちのいい・ワクワクする・元気・健康・活気・自由・開放・夢・希望・伸び伸びとした・リラックス・安らぎ・笑い・喜び・ユーモア・愉悦
崇高・光・祈り・直感・神・精神性・神聖・癒し・ヒーリング・援助・救済・恵み・信仰・スピリチュアル・奉仕・ボランティア・真実
勉強・研鑽・研究・探求・実験・専門家・極める・熟達・達人・一流・努力・実直・誠実

パワーワードを具体化する質問

「創造」
芸術家？

①その言葉から、連想する映像イメージは何でしょうか？
例）「創造」という言葉からは、作品をつくりあげる芸術家が浮かぶ

できた！

②そこから感じる感情は？
例）集中して一生懸命何かをつくる。完成後の充実感、喜び、心地良い疲労感

文学
音楽
絵画

③あなたが、そのイメージに近いことを実行するならば、何をしますか？
例）私にとっては絵画かな。学生のころ、美術部で絵を描くのが好きだったし

趣味
絵画教室

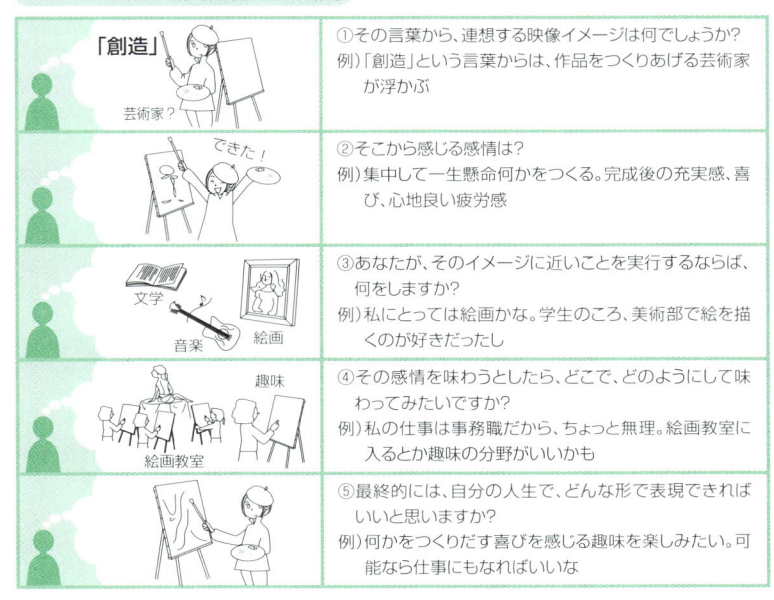

④その感情を味わうとしたら、どこで、どのようにして味わってみたいですか？
例）私の仕事は事務職だから、ちょっと無理。絵画教室に入るとか趣味の分野がいいかも

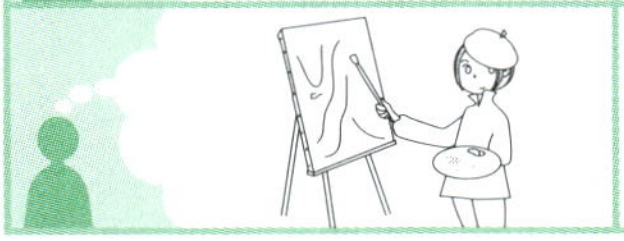

⑤最終的には、自分の人生で、どんな形で表現できればいいと思いますか？
例）何かをつくりだす喜びを感じる趣味を楽しみたい。可能なら仕事にもなればいいな

4

「ポジティブ・プロフィール」で再び自信が取り戻せる

◆自分を過小評価していませんか

欠点がない人はいないように、長所がない人もいません。しかし自分が持っている素晴らしい長所や強み、才能といった宝石のような財産を、多くの人は過小評価しがちです。特に失敗したり批難されたり、叱られたりしたときには、自分を必要以上に責めてしまい、自らをディスカウントする傾向があります。

◆再び日の光を当てよう

そんなときは、心の奥に隠れてしまった宝石たちに、再び日の光を当てて輝かせてあげることが必要です。自分に適切な自信を持つことは決して悪いことではありません。自分を信じることができれば、おのずと人づきあいも堂々とゆとりを持って臨むことができます。

さあ、いまから、あなたの心の奥底に眠らせてしまっている宝石を発掘していきましょう。さっそく次表の質問に従って、自分への承認メッセージを書いてみましょう。誰にも遠慮はいりません。この表は、あなたが自分自身にアピールする「ポジティブ・プロフィール」。自分に対し良さや才能を認めてあげようという気持ちでやってみましょう。

完成したポジティブ・プロフィールは大切に保管し、誰かに褒《ほ》められたり、自分の新しい長所に気づいたときには、忘れずに書き加えていきましょう。

そして、もし自分に対して自信がなくなったり、自己嫌悪に陥ったときには、このポジティブ・プロフィールを取り出し、丹念に読み返してください。落ち込んでいる心のエネルギーを回復するきっかけとなるはずです。

ポジティブ・プロフィール

①あなたの長所を3個以上、あげてみましょう

長所①

長所②

長所③

以前、他人から褒められたことを思い出したり、身近な人に尋ねてみてもいいでしょう

優しい・親切
努力家
いつも元気

②あなたの得意なこと、つよみをできるだけ沢山あげてみましょう。

-
-
-
-
-

仕事、家事や趣味といった日常生活から探します。自分が「少しだけ他の人より上手、得意」と感じていること、今はしていないけれど学生時代、子ども時代に得意だったことを思い出してください

料理が得意
足が早い
数字に強い

③あなたのリソース（財産や資源）を思いつくだけあげていきます

-
-
-
-
-

有形、無形の財産などすべてです

貯金
学歴
人脈
能力　健康　友人
資格　趣味
経験　家族

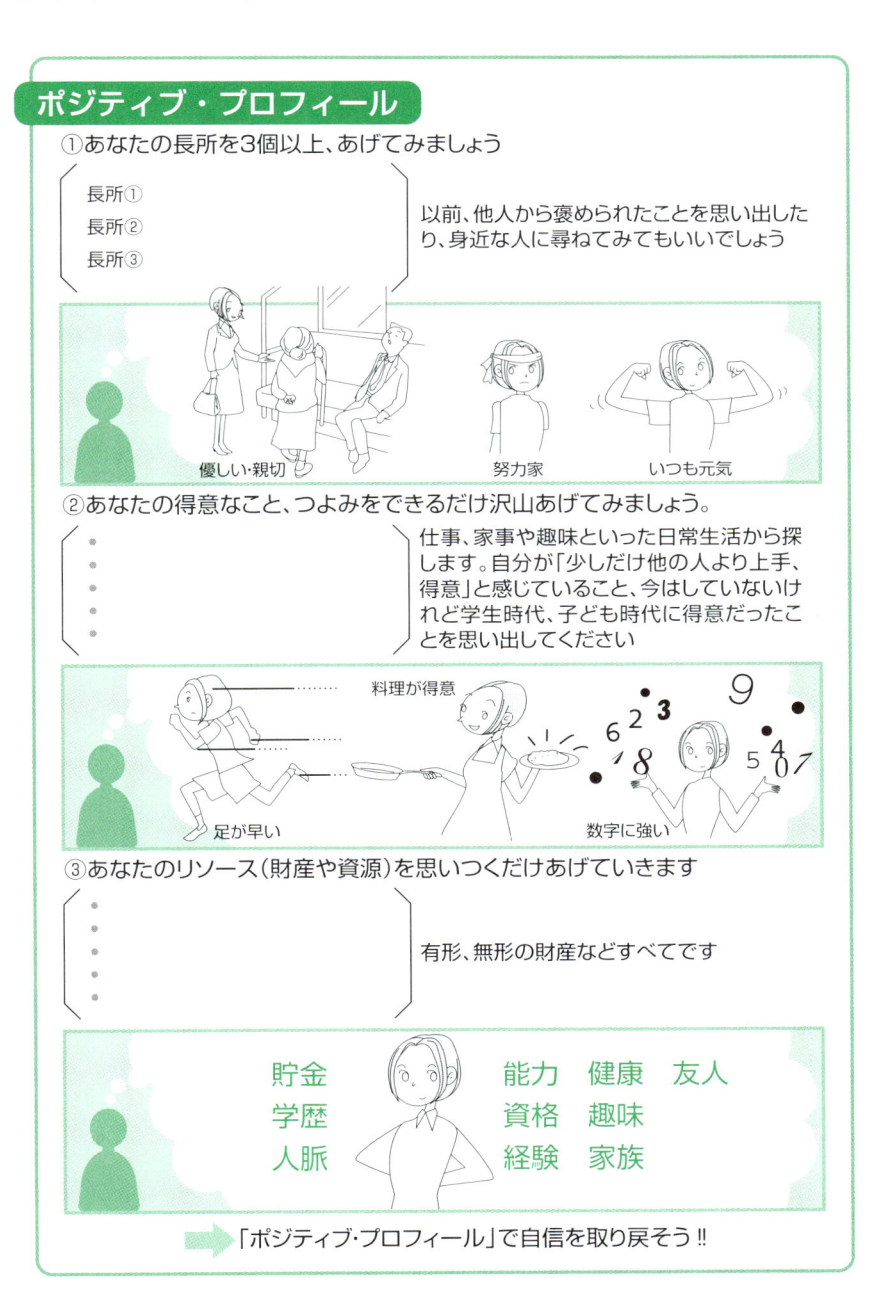

「ポジティブ・プロフィール」で自信を取り戻そう!!

5
必見！「プラス思考」になれる食べ方

◆砂糖は脳の栄養になる？

「脳の栄養と元気の素は、砂糖！」という言葉を信じて、落ち込んだりイライラすると、甘いものをせっせと食べていたりしていませんか。

でも、それは大きな間違い。甘いものの摂りすぎは、血糖値（血液の中の糖分）を急上昇&急下降させ、感情の起伏を激しくします。その結果、落ち込み感やイライラ、不安を増長してしまいます。つまり、ストレス解消だといって甘いものを摂りすぎてしまうと、さらにマイナス思考が生まれやすくなるのです。

砂糖以外でも、玄米を含めたご飯やパン、麺、パスタや、甘い栄養ドリンクなども、単体で多量に摂取すると血糖値を上昇、下降させます。おにぎりだけ、麺類だけ、パンだけ、シリアルだけといった食

＜おすすめメニュー例＞

- 冷しゃぶサラダと玄米おにぎり

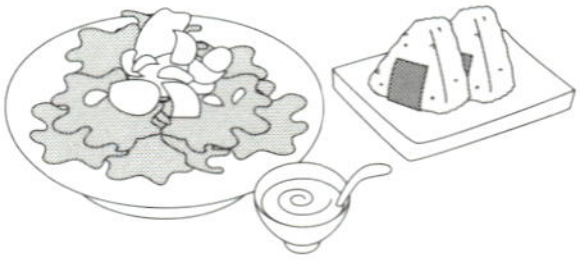

- 魚介類、肉類、野菜たっぷりのお鍋

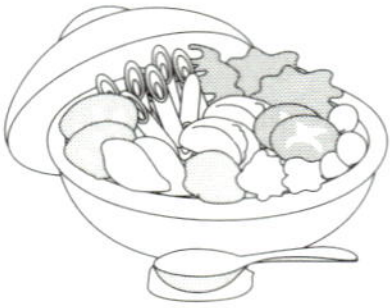

- お刺身や焼き魚定食（プラス海草サラダや緑黄色野菜の煮浸し・おひたしなど）

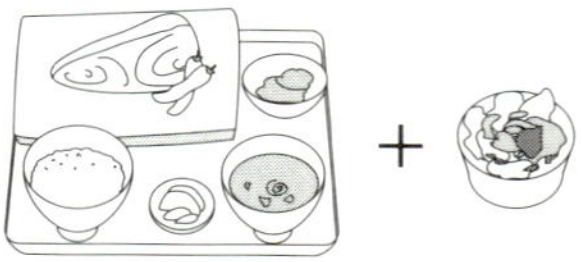

- 魚介類や肉類などのメインディッシュとたっぷりの野菜がセットされたランチ、ディナー

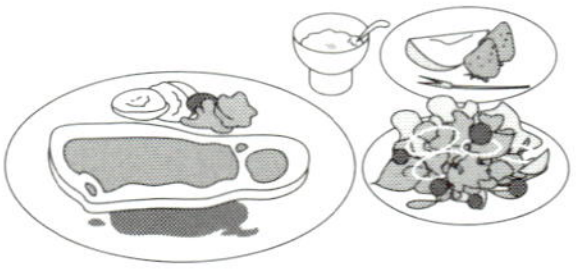

事は避けることがベストです。

◆現代人に不足しているたんぱく質

感情が安定し、プラス思考が浮かんでくる「本当の笑顔」をつくりだしてくれる食べ物は、砂糖ではありません。最も大切な栄養は、たんぱく質。そして各種ビタミン、ミネラル類です。これらは脳のプラス思考の素である、セロトニン、ドーパミン、エンドルフィンといった大切なホルモン（正確には神経伝達物質）の原材料。つまり、肉や魚、卵や大豆製品などのたんぱく質、そしてビタミン・ミネラルがたっぷり含まれた緑黄色野菜や海草などをしっかりとりいれた食事をすることが大切なのです。

炭水化物と油の塊であるファーストフードやコンビニ食に毒された現代人は、一昔前に比べ、たんぱく質の摂取量が減少しています。隠れたたんぱく質不足状態の人も急増しており体や心が疲労しやすくなっています。下表では、脳にとって本当に栄養となる食べ方をあげました。ぜひ食事からも正しくエネルギーを心と体に充電してあげてください。

プラス思考を増やし、健康な脳と心をつくる食べ方

①たんぱく質を、1日手のひら4つ分以上摂取する。できれば毎食加える

○手のひら1つ分に相当する量の目安

→卵なら1個

→赤身肉なら80グラム程度

→魚、大一切れ、または秋刀魚くらいの大きさの魚一匹程度

→豆腐半丁　○納豆1パック（50g程度）○厚揚げ1枚

②緑黄色野菜や海草をたっぷりたんぱく質と一緒に食べる

③ご飯、パン、麺、パスタは、たんぱく質・野菜と一緒に食べる

④砂糖類、甘い飲み物、菓子、ポテトチップスなどのスナック類、せんべい類などは、一度に多量に食べない

コラム

「香りの効果を活用しよう！～自分編」

忙しさに追われていると、ついつい自分のことは後回しにしてしまう……という方も多いでしょう。でも頑張ってばかりいると、ココロ充電池は消耗するばかり。忙しさの中でも、意識して気持ちを切り替え、短時間でも上手にリラックスしていきましょう。

そこで、香りの効果を賢く上手に使って、活動モードとリラックスモードに切り替える工夫をしてみませんか。

アロマや香水、果物の香りや花の香りなど、すべての「香り」には、2つの効果があります。ひとつは、「自分効果」、そしてもうひとつが「他人効果」です。ここでは香りの「自分効果」について、ご紹介しましょう。

あらゆる香りは、鼻の嗅神経細胞から、最初に大脳辺縁系という人間の本能をつかさどる脳に伝わります。そして、大脳辺縁系から次に視床下部という自律神経の中枢に信号が伝わっていき、その働きに少なからず影響を与えるのです。自律神経は体や心の調子をコントロールする大切な神経系ですから、ここに影響を与えるとなると、香りも馬鹿にできませんよね。

また大脳辺縁系には、人間本来の好き、嫌い、快、不快を判断する扁桃体、記憶を管理する海馬などがあります。そのため香りの記憶データによっても、私たちの自律神経系は、大変影響されているのです。

たとえば、自分がリラックスできた！という記憶のある香りを嗅げば、自律神経系は、リラクゼーションモード、つまりOFFモードにチェンジされやすくなります。

逆に、自分が頭スッキリでバリバリ仕事ができた！という記憶の香りを嗅げば、自律神経系は頭脳明晰全開の活動モード、いわゆるONモードにスイッチされやすいのです。この香りの効果を自分のために使うのが、「自分効果」です。自分がON、OFFに切り替われる香りを見つけ出して活用すると、短時間で心の切り替えがしやすくなります。

ちなみに私のONの香りは、コーヒーです。診療前には、必ず近くのカフェでコーヒーをテイクアウトしてきて、「活！」を入れます。

逆にOFFの香りは、子どもをだっこして髪の毛をくんくんすること（笑）。子どもの髪の毛には、シャンプーの香りとお日様の香りがミックスし、なんともいえない心地良さがあります。入浴中の心地良い記憶、そして幼いころ無邪気に野原を駆け回った記憶も重なって、リラックスします。

ぜひ、あなたも身近な香りを活用して、ときには楽しくリラックスモードに、ときにはバッチリONモードに、素早く気持ちを切り替えてくださいね。

第3章

【心のコリのほぐし方③】

ヘコんでいたのがウソみたい！
［奥田式］発想転換法

1

どうして彼らはあなたの周りにいるのか

◆人生にとっての「摩擦」

さて、心のコリはだいぶほぐれてきたでしょうか。ここからはさらに心をほぐす発想転換法をご紹介していきます。

周囲を見渡すと、どうしても苦手な人や嫌な人って、職場や学校、親類縁者などに1人ぐらいはいますよね。自分の何気ない言動を悪く解釈して、突っかかってくる人、端々にいやみをただよわせる人、信じられない我がままを押しつける人等々。あなたが遭遇している苦手な人や嫌な人は、生きているかぎり「常にいる人物」。そこで彼らは、あなたの人生にとっての「摩擦」と割り切ってしまいませんか。

◆「人生」山を登山しているクライマー

摩擦って、あの物理で出てきた摩擦のこと？　はい、そうです。自分が動こうとしている方向に対し逆に働く力を摩擦といいましたよね。まさに苦手な人や嫌な人は、あなたの人生という登山にとっての摩擦役なのです。この世に生きているほとんどの人は、いまの幸せをキープしたい、そしてできればもっと幸せになりたいと思って、毎日生きています。いわば、私たちは「幸せ」という頂上を常に目指して「人生」山を登山しているクライマー。

でも、もし「人生」山の斜面に、摩擦がまったくなくなったらどうなるでしょうか。たちまち山の斜面はツルツルと氷のようになり、私たちはどんどん滑り落ちてしまうでしょう。彼らは一見自分の邪魔をしているように思いますが、本当は「人生」山の斜面を滑り落ちないための摩擦役をしてくれている。こう解釈してみると、「よ、摩擦役、ご苦労さん」なんて、少しは心に余裕ができてくるはずです。

彼らは、あなたに不必要な人？

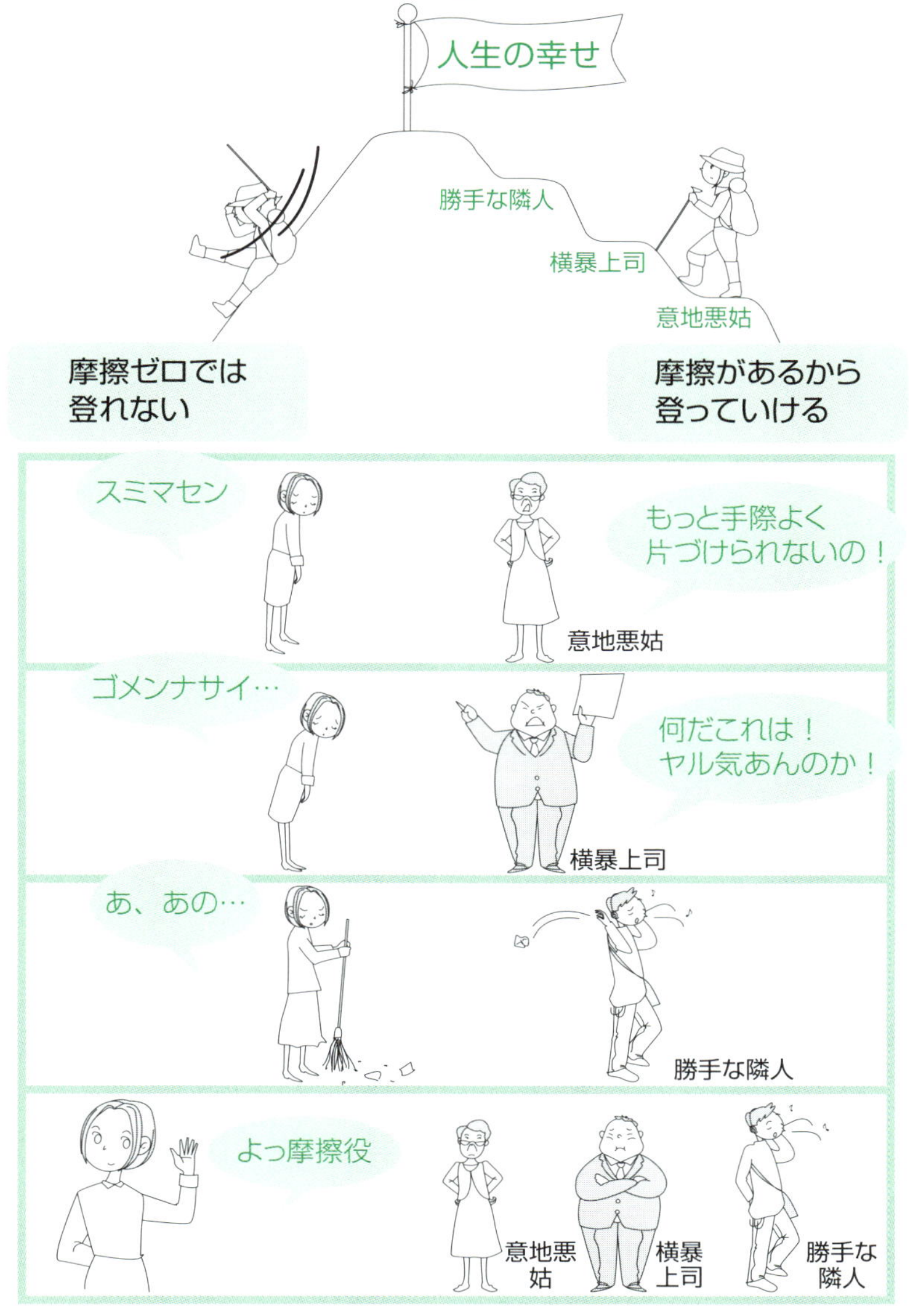
人生の幸せ
勝手な隣人
横暴上司
意地悪姑
摩擦ゼロでは
登れない
摩擦があるから
登っていける
スミマセン
もっと手際よく
片づけられないの！
意地悪姑
ゴメンナサイ…
何だこれは！
ヤル気あんのか！
横暴上司
あ、あの…
勝手な隣人
よっ摩擦役
意地悪姑
横暴上司
勝手な隣人

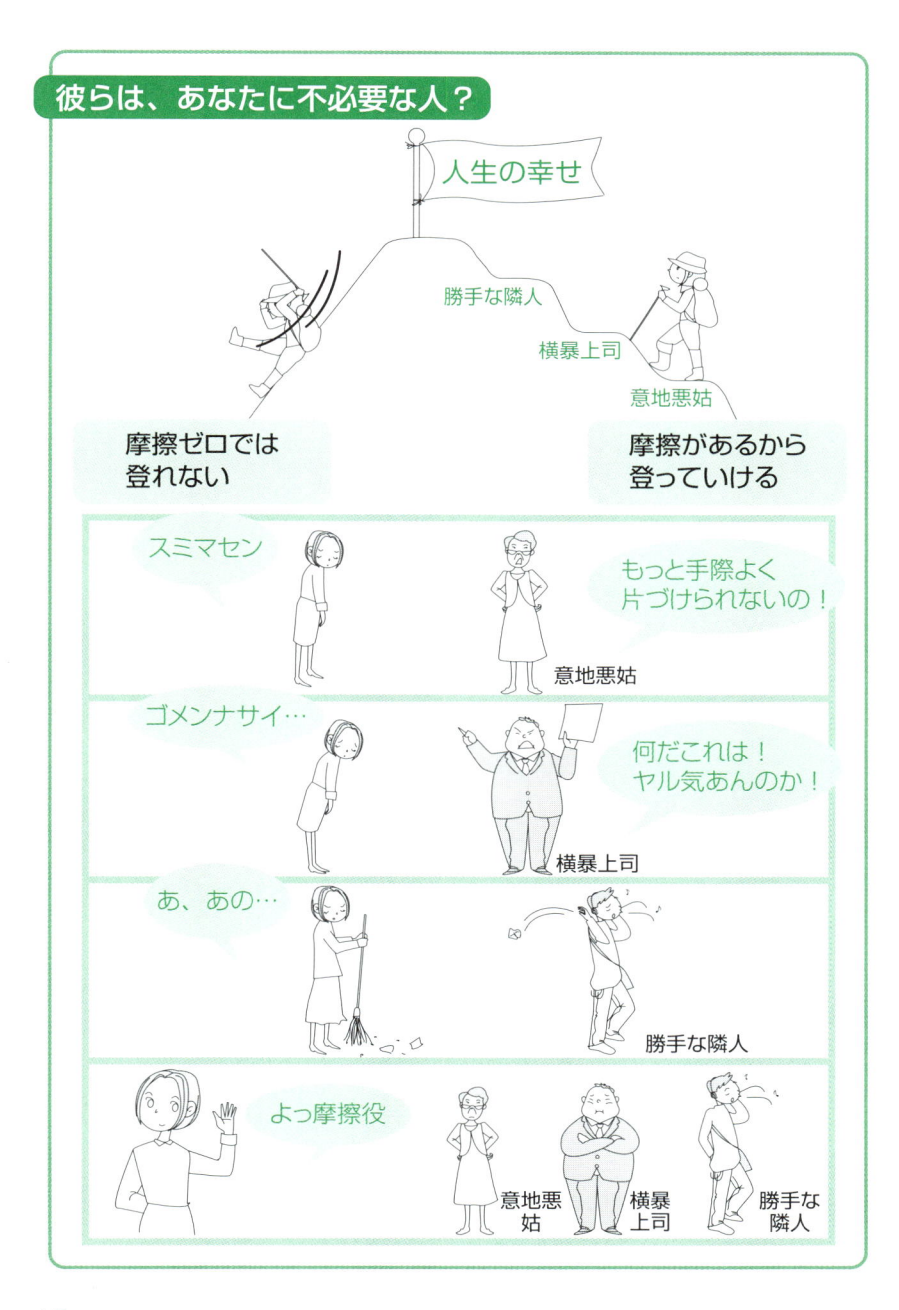

2 嫌な気持ちが消えていく「分解」の技術

◆気持ちをラクにできるコツ

前述した「摩擦役」だと思っても、職場や親戚などにいる嫌な人や苦手な人と、どうしても付き合わないといけないことはあると思います。

そんなとき、気持ちがラクになれるコツをお伝えしましょう。

はじめに、あなたが苦手だなあ、嫌だなあと思っている人の、「どこが」苦手か、「何が」嫌いなのかを、次表のように書き出してください。このように分解していくと、嫌いな「人」・苦手な「人」ではなく、「部分」や「ところ」として相手を認識することができるようになります。

この書き出した「部分」や「ところ」は、「自分は絶対そう思われたくない」と一生懸命自制している部分であったり、「自分は絶対そうなりたくない」と頑張っているところであったりするのです。

だからこそ、他人がそれを垂れ流していると許せなくて、「どうしても苦手、イヤ」と激しい拒絶反応が起こってしまうというわけなのです。

◆心を写す鏡

苦手な人、嫌な人は、いってみれば自分の心を写す鏡。あなたが理想に向かって頑張っているように、反面教師として、あえてパフォーマンスしてくれているのです。彼らが目の前で愚かなピエロ役、強烈な悪役を演じてくれていることで、あなたは、いっそう、そうならないように決意し努力していくはずです。

そんなふうに分解&分析していけば、嫌な人や苦手な人とつきあうストレスも、上手に昇華させやすくなりますよ。

どこが嫌いで苦手なの？

職場の上司

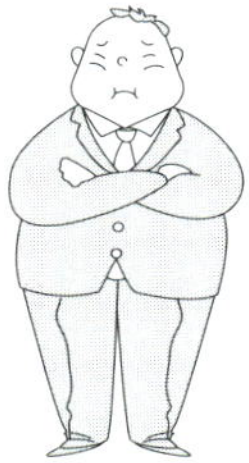

- すぐに怒るところ
- 自分勝手な性格
- ぶよぶよに肥満した体型

姑

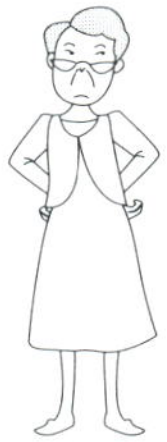

- 電話なしで突然来訪する勝手さ
- 自分の意見が通るまで話をやめない
- 意地悪そうな目つき

↓

（どうしても「苦手な人」、「嫌いな人」は、「部分」「ところ」に分解してみる。人ではなく、場所で認識！）

↓

その「部分」「ところ」は、自分の心の鏡

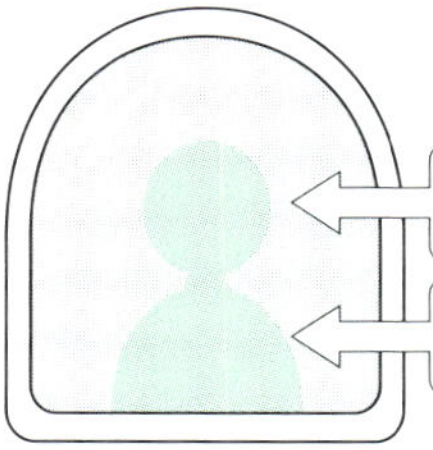

- 自分が絶対に「思われたくない」
- 自分が絶対に「なりたくない」

彼らは、それを目の前でパフォーマンス！
実際に見せてくれている反面教師、愚かなピエロ

↓

彼らのおかげで、あなたは理想の自分になれる!!

3

イライラしたときに効果抜群「なぜ3回法」

◆悪影響を及ぼすイライラ

日常生活には小さなイライラがつきもの。急いでいるのに信号がなかなか変わらない、並んでいるのに後から来た人に順番を抜かされた、大事なときにパソコンが故障した……等々。この程度の小さなイライラは因果関係がはっきりしているので、対処すれば夕立のごとく、すぐに消し去ることができます。

それでも、なぜかむしょうに人間関係の中でイライラすることってありますよね。

仕事のペースが遅い部下や、ふざけてばかりのサークル仲間へのイライラ。これらの正体がないイライラは、なかなか解消しにくく、梅雨のようにジメジメと長引いてしまい……。その結果、自分の態度や言葉にもトゲトゲしさが出て、人間関係にも悪影響を及ぼします。

◆原因はおのずと見えてくる

そこで、私がおすすめするのは、「なぜ3回法」。はじめにひとりになれる場所を見つけて、深呼吸。「なぜ私はイライラしているのか?」と自分に質問します。そして出てきた答えに対し、再び「なぜ?」と質問していくのです。

このようにして「なぜ?」を3回ほど繰り返すことで、大抵はイライラの本当の原因をあぶりだすことができます。自分の本音が浮かび上がったり、具体的な問題点が見えてきたり。イライラの素というべき事柄が明らかになります。3回でイライラの素が浮かんでこない場合は、4回5回と繰り返してみましょう。「漠然《ばくぜん》としたイライラ」から、「イライラの素」が発見できれば、対処法も見つかることも多い！　次表を参考にしてトライしてみましょう。

イライラしたときにピッタリ！「なぜ３回法」

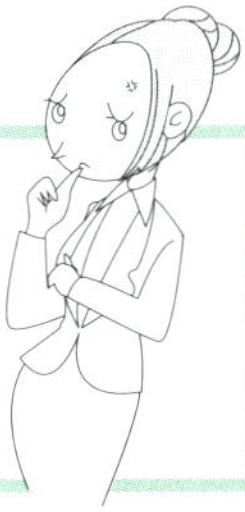

ケース　同じチームである部下の一部が、いい加減な仕事をする。連絡事項を伝えない、頼んでおいた資料を忘れるなど、ささいな雑用ミスが目立つ。最近では彼らを見ているだけでイライラする

①なぜ？　部下にイライラするのか？

- 部下の仕事がいい加減だから

②なぜ？　いい加減だとイライラするのか？

- 自分のチームの仕事が雑になり、大きなミスが出ると、チーム全体の評価が下がるから

③なぜ？　チームの評価が下がるとイライラするのか？

- チームの評価が低下すると、来年の査定で本社への異動や給料などの希望が出しにくくなる

イライラの素　チームの評価が下がると、来年の査定で、自分の希望が出しにくくなること

対処法

ミーティングを開き、ミスを出さないことがチーム評価や個人の査定に重要なことを全員に伝える。それでも態度が変わらない部下はもうあてにせず、人事に事情を話し、人員補助をかけあってみる

advice

「なぜ?」を3回繰り返すと、イライラの素が見えてくる

4 「羨ましい人」「ねたましい人」はダイヤの原石

◆自己嫌悪の原因とは

仕事やプライベートで自分と他人を比較し、妬《ねた》んだり羨ましがったりしてしまう。

そんなとき、「人を羨むことは、はしたない」「嫉妬するなんて恥ずかしい」と、多くの人が自分を責め、自己嫌悪に陥る傾向があります。

しかしそう思うことで、その人との関係は余計ぎこちなくなり、毎日を楽しく過ごせなくなります。

そこで、嫉妬や羨ましさという感情を恥じたり、悪いと決めつけるのはやめてみませんか。

これらの感情は、本来ダイヤの原石のようなもの。あなたが嫉妬や羨ましさを感じる相手には、必ずあなたの願望や本音が隠れています。あなたが「欲しいなあ」「なりたいなあ」「やりたいなあ」という感情こそが、実は嫉妬や羨ましさの正体。これらはズバリあなたの人生の「目標」です。次表のようにその目標を具体化していけばいいのです。

◆彼らは良きモデル

自分の「人生の目標」が明らかになったら、あとはせっせとそれに向かって頑張るだけ。自分がそれを手に入れたらどんなに楽しいか、嬉しいかを想像しながら一歩一歩行動していきましょう。

嫉妬や羨ましさを感じた人は、それをすでに持っている良きモデルにほかなりません。もし可能なら、ダイレクトに「どうしたらそんなふうになれるの？」「どうやって手に入れたの？」と質問してみましょう。人にもよりますが、なかには気前よく大きなヒントを与えてくれる人も少なくありません。嫉妬や羨ましさの感情を上手に成長させてあげ、素敵な人になってくださいね。

あなたの本音、願望は何？

「あなたが羨ましい、嫉妬を感じる人は？ 」

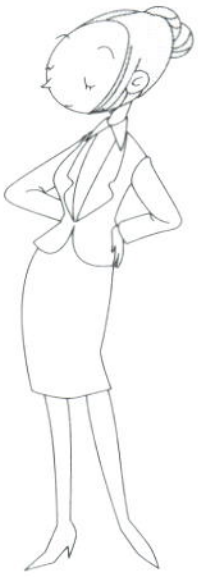

転職してきたHさん

- 海外経験もあり
- 英語はペラペラ
- 颯爽として格好いい

そこに隠れている願望・本音は?

- 自分も英語が喋れるようになりたい
- 海外赴任してみたい
- 服装のセンスを磨きたい

それを達成するための行動は?

- 何はともあれ、英会話練習だ。さっそく体験レッスンを申し込もう
- 海外赴任ってどうしたらできるのか、会社で情報収集してみよう
- 今度の飲み会で、さりげなくHさんに、どこで服を買うのか、聞いてみようかな

advice

嫉妬はあなたの「人生の目標」がつまっている

5 「10人の隣人」で孤独や寂しさとサヨナラできる

◆心を許せる人がいない

職場や学校で、「私のことを本当にわかってくれる人はいない」「心を許せる人がいない」と悩んでしまうことはありませんか。私も以前は、そんな寂しさを感じてブルーになっていました。

でもいまは違います。職場で親しい人ができなくても、保育園でママ友ができなくてもへっちゃらになりました。「孤独」や「寂しさ」という感情に対して、すごくラクになったのです。

◆いまの集団にいなくても良い

私を救ってくれたのは、ひとつの考え方でした。ある心理の先生が「10人いたら、本当に自分の味方になってくれる人は1人か2人。1人には何をしても嫌われる。あとは味方でもなく敵でもない優柔不断な人たちだ」と教えてくれたのです。そこから「10人の隣人」のイメージングが浮かびました。

人は常に10人の隣人に囲まれている。その隣人たちと自分は「人生」という舞台を演じている。自分の人生だから主役は自分。10人の隣人のうち7人は「こうもり」役で、自分に利があるときだけ寄ってくる。2人は自分の味方で常に温かく受け入れてくれる。最後の1人は敵役で自分が何をしても嫌われる。

このイメージングを寂しさや孤独を感じたときには必ず思い出します。そして自分の人間関係に落とし込んでみると、その集団にいなくても、常に2人ぐらい味方が浮かびます。それは家族や遠方の親友だったり。だからこの集団には2人が存在しなくてもいい、あるいはまだ出会っていないだけなのかもしれない。そう思うと孤独や寂しさが過度に心を侵食せずラクになれます。

あなたは10人の隣人に囲まれている

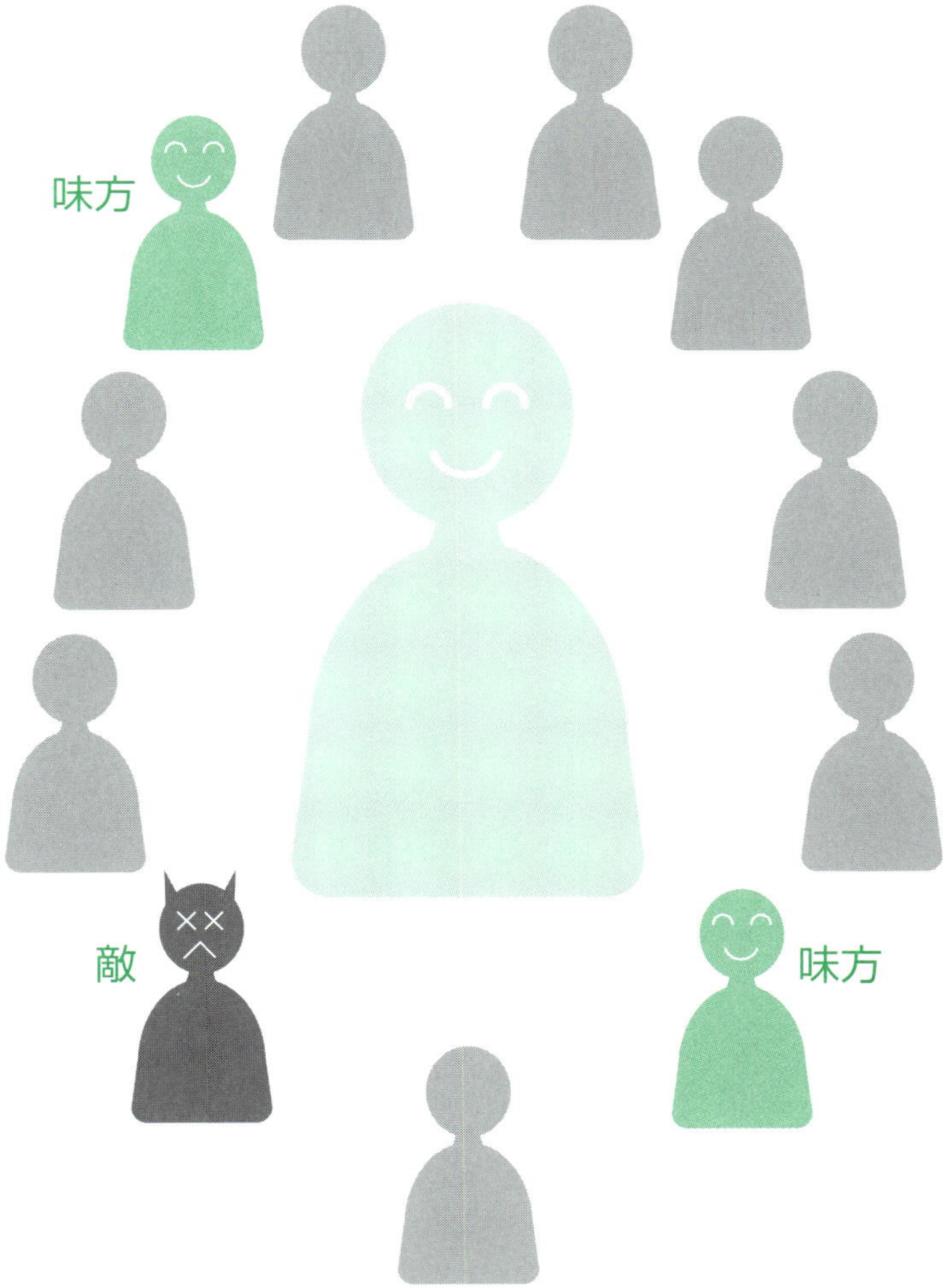

advice

いまの集団に味方がいなくても気にすることはない

6 「愚痴る5か条」でストレス発散！

◆上手に吐き出そう

「愚痴をいっちゃ、みっともない！」「愚痴っぽい人は嫌われる」……。しかし、心にモヤモヤをためたままにしておくのは、心の健康上好ましくありません。自分の気持ちを抑えつけて、心に鬱憤《うっぷん》を蓄積させつづけると、やがて巨大な毒の塊と化してしまい、ときには、うつ病や心身症などのストレス病を引き起こしてしまうこともあるのです。

心が毒にやられないように、モヤモヤがたまってきたら、上手に吐き出して発散させてあげましょう。いわゆる「愚痴」も正しく活用すれば有効なストレス解消ツールとして、あなたを助けてくれるのです。

◆正しくスマートな愚痴とは

正しい愚痴は、相手に極力迷惑がかからず、あなたにも相手にも災いが発生しないことが大原則。

会社のことなら家族やプライベートな友人に、嫁姑問題なら夫と無関係の友人にというように、愚痴る相手はできるだけ愚痴る対象とは関係のない集団に属す人を選びましょう。愚痴はともすれば対象相手の悪口や批判になってしまいます。同じ集団に属していたり利害関係のある人は、どこでどのように繋がっているかわかりません。あなたの身を守るためにも気をつけましょう。

もちろん口の堅い人で秘密保持ができることは原則です。そしてできれば、説教グセのない人がベスト。愚痴っているときに「あなたのほうが間違っている」「こうするべきだった」と批判や批難されたりすると、さらにストレスを倍増させてしまいます。〝愚痴る5か条〟を活用してスマートに愚痴ってくださいね。

奥田流愚痴りテクニック５か条

その1　まずは相手の許可を取るべし

「ねえ10分ほど愚痴らせてもらえる？」
「いま、ちょっと話を聞いてもらえる時間ある?」など
都合を尋ね、許可をとってから愚痴る

その2　愚痴る時間は30分以内とすべし

愚痴は、自分にとっても相手にとっても建設的ではないことがほとんど。
だから長くても30分以内にする

その3　相手に同意を求めすぎない

「それって、向こうが悪いよね」「私、間違ってないよね」などと聞くと相手にとっては非常にプレッシャーに

その4　必ずお礼と「気にしないで」と

心からのお礼とあくまでも愚痴だから、気にとめないでと伝えておくと○
例）「ああ、愚痴らせてもらって、スッキリした。ありがとう！」
「これ、ホント愚痴だから、気にしないでね」

その5　小さなお返しを心がけるべし

今度は相手の愚痴を聴いてあげる、
おいしいお茶をご馳走するなど、大切な時間を割いてくれた相手に小さなお返しができれば、さらにハナマル

advice

正しい愚痴はストレス発散になる

7 理不尽な出来事こそ逆手にとろう

◆人生には少なからず起きる

子どもの世界だけではなく、大人の世界にも理不尽なイジメは存在します。いわゆるパワハラやセクハラもその代表でしょう。

私もパワハラやセクハラを幾度か経験してきました。ある医院に勤めていたときは、突然院長に呼び出され、まったく不可解な理由で退職を迫られたこともありました。経営状態が悪化したため、医師を減らそうとあれこれ因縁をつけたということを、後で知りました。他にも妊娠したから、幼児がいるので当直できないから、といった理不尽な理由でリストラされたこともあります。このように晴天の霹靂《へきれき》のごとく、理不尽な出来事に襲われることが、人生には少なからず存在します。そんなとき、どのように気持ちを立て直したらいいのでしょうか。

◆大切なエネルギーは新しい世界に

私は、いつもこんなふうに考えます。「この理不尽なことは、自分を新しい世界に押し出すための、神様の荒療治なんだ」と。神様が「あなたは、もうそこにいてはいけませんよ」「あなたは、もうその人から離れて新しい人に出会いなさい」ということを教えるために、あえて理不尽なことを起こしてくれたんだと。そう考えて、理不尽な人や組織と決別し、新しい世界に飛び込んでいったのですが、結果はいまのところすべて大正解です。

自分の慣れ親しんだ世界や人から離れることは、勇気がいるものですが、理不尽な人や物にかかわっているのは、エネルギーの無駄遣い。神様の荒療治だと考えて、新しい世界に自分の大切なエネルギーを投入していくと必ずハッピーがやってきますよ。

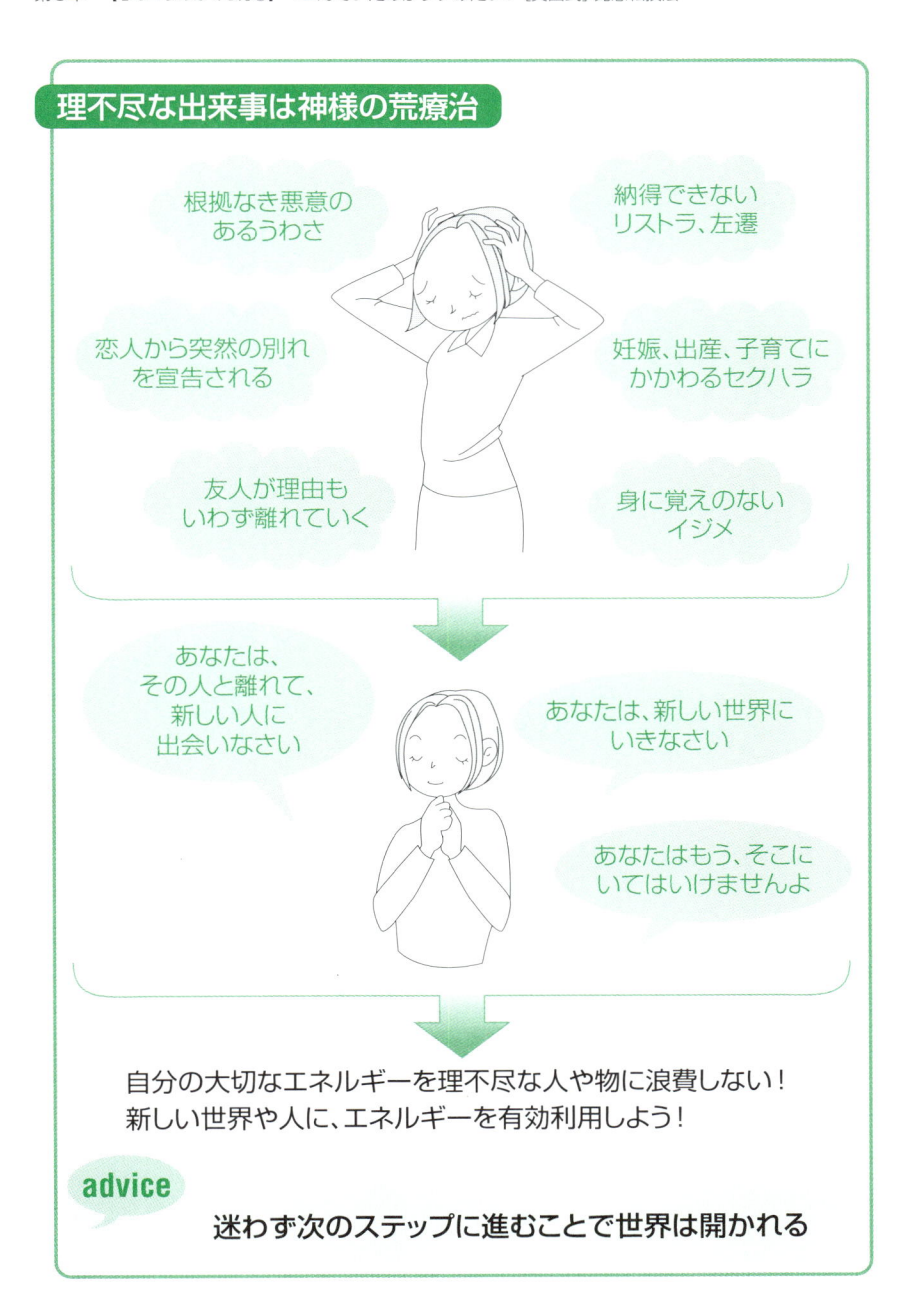

理不尽な出来事は神様の荒療治

根拠なき悪意の
あるうわさ

納得できない
リストラ、左遷

恋人から突然の別れ
を宣告される

妊娠、出産、子育てに
かかわるセクハラ

友人が理由も
いわず離れていく

身に覚えのない
イジメ

あなたは、
その人と離れて、
新しい人に
出会いなさい

あなたは、新しい世界に
いきなさい

あなたはもう、そこに
いてはいけませんよ

自分の大切なエネルギーを理不尽な人や物に浪費しない！
新しい世界や人に、エネルギーを有効利用しよう！

advice

迷わず次のステップに進むことで世界は開かれる

8

「後悔グセ」はこれで矯正できる

◆先に進めない「後悔」

「あのときあんなこといわなかったら……」「あのときこうしていれば……」など「たら」「れば」後悔グセがついていませんか。後悔は絶対にしてはダメというわけではありませんが、いつまでも後悔に浸っていると、なかなか先に進めません。「彼と別れなければ、いまごろは幸せな結婚が」「会社を辞めなかったら、もっと出世していたかも」……こんな後悔で過去を悲嘆し立ち止まっている人に、ときどき出会います。彼らは後悔が心にクセづいてしまった人。いますぐ何とかしなければなりません。

◆「幸せピラミッド」を築こう

後悔は過去の選択や言動が間違っていたと自分にダメ出しをすること。こんなときは、「幸せピラミッドづくりのイメージング」をしてみましょう。

どんな人も幸せになりたいと願って生き、そのために日々努力し悩み頑張っています。そこで、私たちは一生かけて「幸せという名のピラミッドをつくっている」とイメージします。石を積み重ねて幸せのピラミッドづくりをしているのが人生。日々の経験はピラミッドを組み立てていく一つひとつの石。

どんな経験もピラミッドを積み上げていくための大切な石。つらい思い出も苦い経験も何ひとつ間違ってないし無駄ではないのです。楽しく嬉しい経験がピンクや赤色、オレンジの石だとしたら、悲しい経験やつらい出来事などは、黒やグレー、ダークブルーといったところでしょうか。暖色だけの派手ピラミッドより、様々な色合いのピラミッドのほうが深みがあって断然素敵。さぁ、さらに素敵な色を積み重ねていきましょう。

後悔グセを乗り切る考え方

過去の経験は、すべて「幸せピラミッド」を
つくるための大切な石

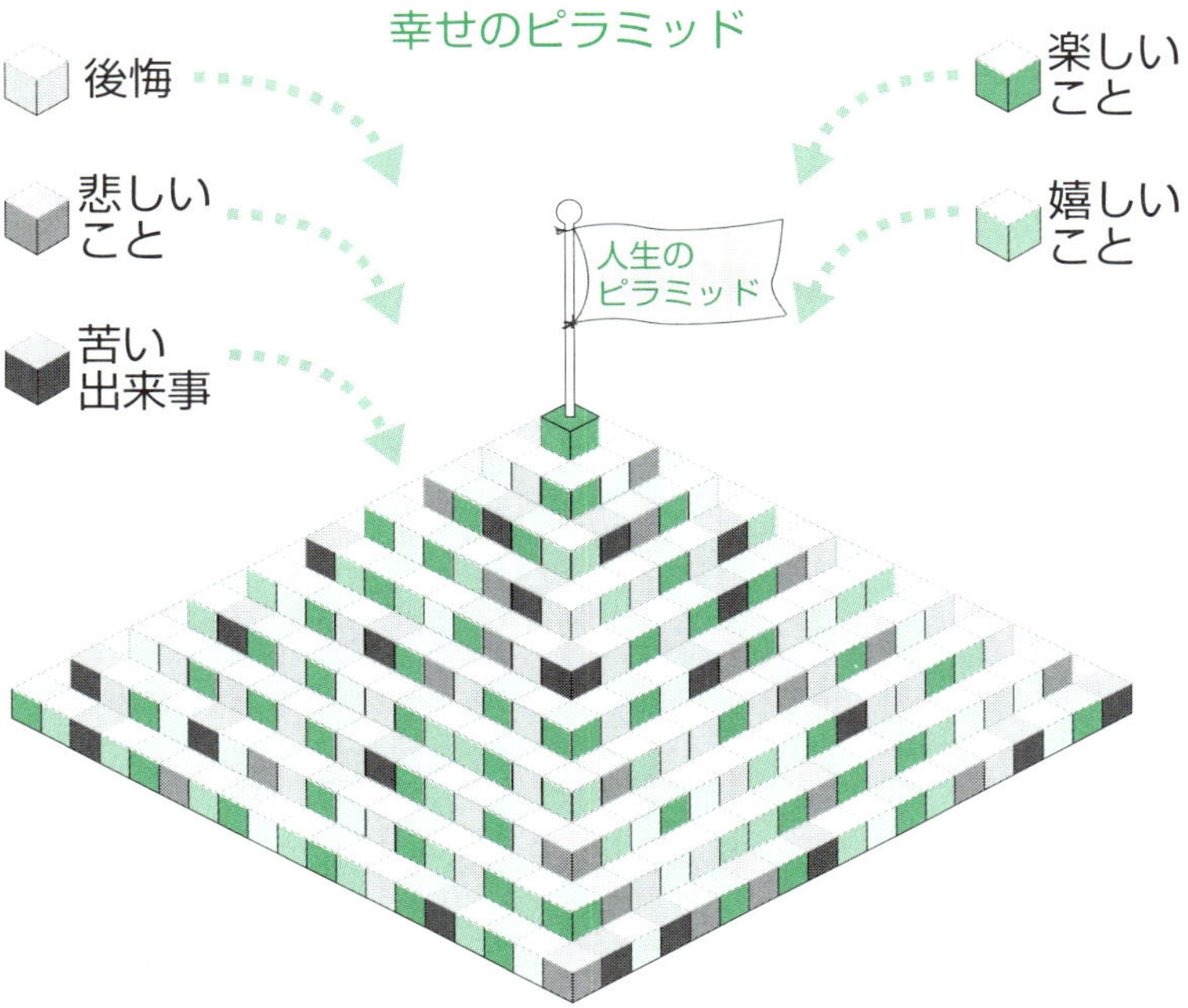

楽しいこと、嬉しいことは、ピンク、赤、オレンジの石。
つらいこと、悲しいこと、苦い出来事は、黒、グレー、ダークブルーの石

↓

いろんな色の石があったほうが、深みのある素敵な
ピラミッドができあがる！

↓

だから過去に対して「間違っていた」と後悔しつづけるのは、
やめよう！

コラム

「香りの効果を活用しよう！～他人編」

42頁では香りの「自分効果」についてお話しました。ここでは、香りの「他人効果」について触れたいと思います。

自分の好きな香り、または嫌いな香りという記憶データに自律神経が左右されるように、他人も香りのデータによって自律神経系の影響を受けています。

つまり、自分の好きな香りを嗅ぐと、「心地良い」反応が起こり、逆に自分の嫌いな香りを嗅ぐと、「不快な」反応が起こるのです。

ということは、つまり「好ましい香りをただよわせている人には、「ああ、この人、気持ちの良い人だ」という良い第一印象を持たれやすい。

逆に、タバコ臭かったり、汗臭かったり……なんて不快な香りをただよわせてしまうと、即、あなたの印象は大きくディスカウントされてしまうのです。特に相手が女性の場合は、要注意。女性は香りに敏感で、自律神経の働きも男性以上に活発で左右されやすいので、営業職や接客業の男性の方は、くれぐれもご注意を。

第一印象は、見た目が勝負といわれますが、香りも意外と大切です。人間というのは、第一印象でその人の性格を方向づけしてしまいます。そして、その後の行動も、その印象で判断します（64頁参照）。

あなたが爽やかな人、エレガントな人、清潔な人というような自分が他人に感じてもらいたい印象を、服装や態度だけではなく香りでも演出すれば、その人からよりその印象を持ってもらいやすくなるのです。

そこで人と会うときには、この香りの他人効果を活用して、できるだけ自分が与えたいイメージに近い香りを漂わせてみてはどうでしょう。一般的に香水では、「爽やかさ」ならばシトラス系、「エレガントさ」ならばフローラルやムスク系、「清潔さ」ならばグリーンノート系といわれていますが、いま流行のアロマオイルにもたくさんの種類がそろっています。香水店やアロマショップで店員さんと相談し、あなたの与えたいイメージに近く、かつ他人にも心地良さを与える香りを探してみてはいかがでしょうか。

ただし香りの強さには気をつけて。人に不快さを与えるほどの強い香りは、いくら良い香りでも逆効果です。

香りの他人効果を、さりげなく上手に活用して、良い人間関係をつくる頼もしい小道具にしてくださいね。

第4章

【心がほぐれるつきあい方】

大丈夫！ この準備で もう緊張しない、怖くない！

1

あのドクハラにも効いた!? 最強スキルを手に入れよう

◆体験から生まれたコミュニケーション法

ドクターハラスメント、略して「ドクハラ」。

この言葉をご存知の方も多いでしょう。ドクターがいった心無い言動によって、患者さんが傷つけられることを表現した言葉です。ドクターだけではなく、医療者すべての対応が悪いと、世間からのバッシングが増えている今日このごろ。医療者側も深く悩んでいます。かくいう私自身も、患者さんとのコミュニケーションがうまくいかず、長い間コンプレックスを感じ、試行錯誤してきた1人でした。

そして7年前、私はコーチングという手法に出合ったことをきっかけに、「メディカルサポートコーチング」という医療コミュニケーション法を考案することに成功しました。

この方法を使うことで、私自身驚くぐらいコミュニケーションが改善しました。

◆多くの医療者からも共感

そしていまではこの方法が医療界に広がり、執筆や講演をあちこちから頼まれるようになりました。また、多くの方から「患者だけでなく個人的な人間関係も良好になった」「プライベートにも使える」という感想をいただくようにもなりました。

本章では、このメディカルサポートコーチングを一般会話用にアレンジしなおし、ご紹介します。あのドクハラにも効いた(!?)、簡単便利なコミュニケーション法を、ぜひマスターしましょう。この方法を使うことで、人づきあいはさらにラクになりココロ充電池のエネルギーもますますアップ！　詳しい説明の前に、ベースとなっているコーチングについて少しだけご説明しますね。

コーチングとは？

「目標達成をサポートするための
コミュニケーション法」

- 1960年代のアメリカにて誕生。現在世界各国に広がっている
- 当時、スポーツコーチが使っていた指導法に、マネジメント理論、行動科学、成功哲学、カウンセリング法、心理学などが、様々に融合されて体系づけられてきたといわれている
- 商業ベースで発展してきたために、原著原典ははっきりせず、多くの流派がある。内容もマネジメント法であったり、自己実現法であったり、セールス法であったり流派によって様々
- 共通点は、スキルという形で提案されていること。全体を知らなくても、ひとつのスキルを知ると実践することができるという即戦性、簡便性が人気を呼んでいる
- 現在、主にビジネス領域で、マネジメント法として盛んに導入されている。その他、教育、子育て、医療分野のコミュニケーション法や個人的な目標達成のサポート法としても活用されている

2 なぜ、第一印象が大切なのか

◆性格や行動を判断してしまうワケ

人づきあいは、第一印象で大きく左右されるということをご存知ですか。というのも、人は最初に受けた第一印象で、その人のその後の性格や行動を判断してしまう傾向があるのです。

あなたの第一印象が「真面目で誠実そう」であれば、あなたは誠実な性格の人だとレッテル貼りされます。次に会ったとき、もし遅刻してしまっても「きっと避けられないアクシデントがあったのね」と思ってもらえる確率が上がるでしょう。でも逆に「だらしのない人」という第一印象を持たれた場合は、同じ遅刻した場合でも「ああ、やっぱりね」となってしまいます。このことからも、第一印象がその後の人間関係においていかに大切かがおわかりですよね。この第一印象は、相手が感じるものではありますが、こちらでの準備がある程度可能です。

◆準備によって変わってくる

そこで、人に会う前には、「どんな第一印象を相手に感じてもらいたいか?」と自問自答してみましょう。そして自分が与えたい第一印象をワンフレーズで言語化してください。たとえば、「親しみやすさ」「誠実さ」「知的な上品さ」というように、自分のキャラクターや立場、相手との関係などを考慮して、無理のない言葉で表現するのがコツです。

次に、その第一印象をすでに持っている人を見つけましょう。身近な人でもいいし、タレントでも構いません。視覚的なモデルを設定してください。

言葉面と視覚面からアプローチすると、脳に強烈なイメージを刷り込むことができ、現実化しやすくなります。

第一印象で、その後の人間関係は左右される！

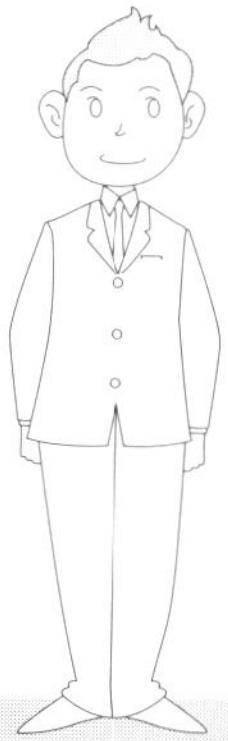

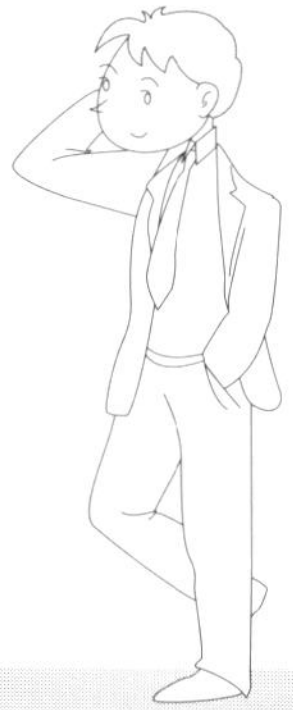

第一印象「誠実」な人

第一印象「いいかげん」な人

遅刻した！

「やむにやまれぬ事情なのね」

「やっぱりなあ」

第一印象は準備が可能！

①はじめに、あなたが相手に与えたい第一印象をワンフレーズで言語化しよう

「穏やかな優しさ」

「はつらつとして元気」

「包容力」「信頼できる人」etc

②次にビジュアルなモデルを設定する

「職場の○○課長」

「お隣の○○さん」

「タレントのK」etc

advice

言語覚と視覚から、脳にイメージを強化すると現実化しやすくなる！

3

緊張が消え、笑顔が生まれる「魔法のシート」

◆第一印象を具体化しよう

前項では、あなたの理想の第一印象を言語化し、モデル化しました。

ここでは、さらにその第一印象を具体化していきましょう。

次表に「第一印象メイキング・シート」を用意しました。

このシートを活用して、あなたの与えたい第一印象を具体化して、その準備をしていきましょう。

シートを埋めていくと、あなた自身が自分に合った無理のない、かつ好印象を与える第一印象を導き出すことができます。

◆シートを埋める手順とは

①はじめに前項で導き出した、あなたが相手に与えたい第一印象をシンプルな言葉で書き込みます。

②次に、その第一印象をすでに持っている人をモデルとして書き込みます。

③モデルを分析しながら、その第一印象を与えるには、どうしたらいいのかということを次表の下にある３ポイントから具体化しましょう。

このシートに従って、あらかじめ自分の与えたい第一印象を具体的に分析し、準備しておくと、心にも余裕が生まれてきます。

同時に自然と緊張もほぐれ笑顔が多くなりますし、会話もスムーズに流れやすくなります。

はじめはモデルの真似でも構いません。

とにかく第一印象を良くしようという積極的な心構えが、あなたの印象をワンランクアップさせてくれるのです。

第一印象メイキング・シート

あなたのめざす第一印象	例）明るい親しみやすさ	Yours）
モデルは？	例）職場の先輩のOさん	
視覚要素 外観（服装や髪型）や表情、しぐさ、態度など	例）堅すぎないデザインの明るい色の服。髪の色も奇抜すぎない自然色	
聴覚的要素 （声の大きさ、トーン、抑揚、スピード）	例）声は大きすぎないが、はきはきと聞き取りやすい。トーンは明るくて、スピードは速すぎない	
言語的要素 （挨拶や話しかける言葉づかい・話題	例）「こんにちは、○○です」と、にこやかに話しかける。話題はニュースや趣味の話など	

＜使い方＞

【Point1】服装や髪型や髪の色、顔や眼の表情、しぐさや態度といった「視覚的要素」である外観は、どうしたらいいか？

➡モデルの外観は、どこでその第一印象を表現しているでしょう？

【Point2】声の調子やトーン、大きさやスピードといった「聴覚的要素」はどんな感じ？

➡実際にモデルの喋り方などを思い出しましょう

【Point3】挨拶の仕方や、言葉づかい、話しかける言葉や冒頭の話題といった「言語的な要素」は、どうか？

➡モデルが身近な人だったら、どんな話題が多いか思い出してみましょう

4

いよいよ対面！ 相手に好印象を与えるコツ

◆笑顔がひきつるときは

さあ、第一印象の準備ができました。いよいよ相手との対面です。人と会うとき、たとえ知っている人であっても、多少の緊張やぎこちなさは感じるもの。ましてや初対面ならなおさらですよね。初めての人や苦手な人と会うとき、緊張のあまり笑顔が引きつってしまって……という人も多いのでは。そんなときにピッタリのあなたの第一印象を良くするコツをお教えしましょう。

◆歓迎オーラで好印象

はじめに相手と会う前から心の中で、次の呪文を唱え出します。

「あなたに会えて、私は嬉しい」
「私は、あなたを歓迎します」

実際には歓迎していない人、嬉しくない人であっても、頑張って唱えてみましょう。顔が引きつる相手は、自分の大好きな人やペットの写真を用意して、事前にそれらを眺めてください。自然に顔がほころんでくるはずです。このセリフを心の中で繰り返しながら相手との対面に臨むと、挨拶のとき笑顔が生まれやすくなります。「今日はお会いできて嬉しいです」「お会いするのを楽しみにしていました」というような言葉に出せたら、なおグッドです。

会った人に自分が歓迎されていると感じると、どんな人でもとても嬉しいものです。「自分に会ったのを喜んでくれている」「私と会うのを歓迎してくれている」という気持ちを感じる相手には、自然に好印象を抱くといっても過言ではありません。ぜひ、あなたから「歓迎オーラ」を立ちのぼらせてくださいね。

緊張！　するときはどうしらいい？

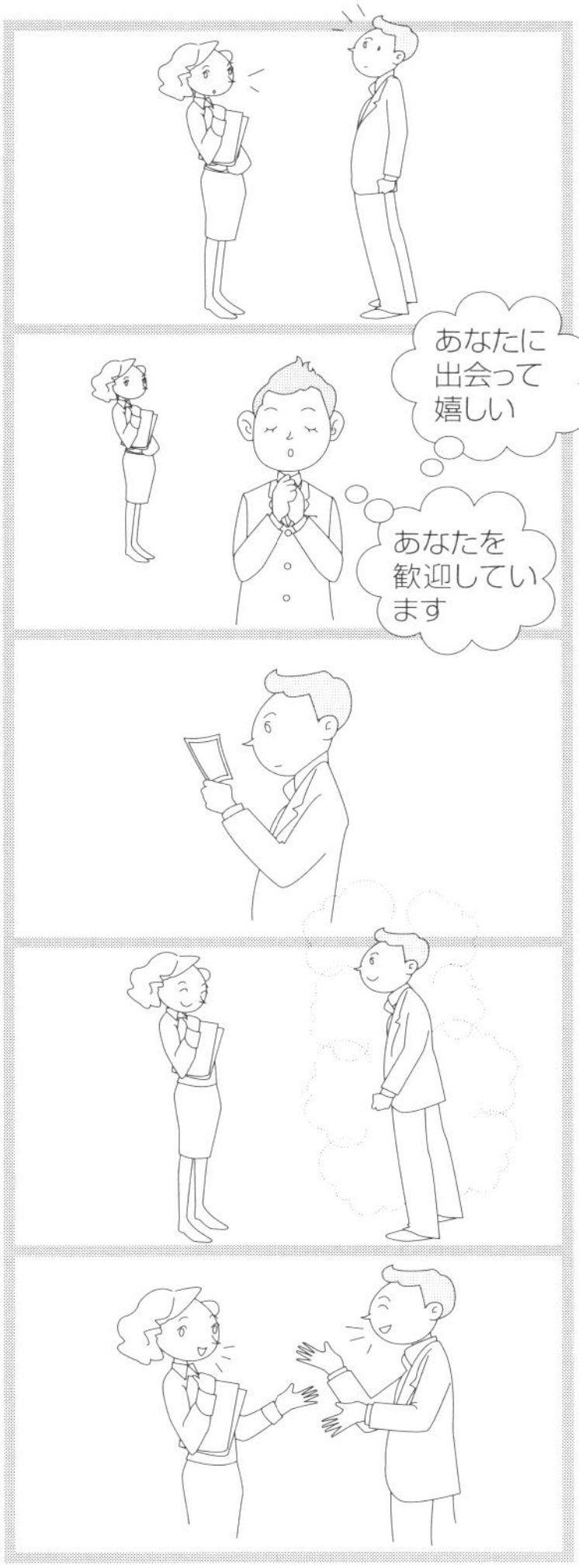
あなたに
出会って
嬉しい
あなたを
歓迎してい
ます

①会った瞬間は緊張する！

②緊張をほぐして、笑顔を生み出す呪文を心の中で唱えてみよう

「あなたに出会えて嬉しい」

「あなたを歓迎しています」

③会う直前から、心の中で呟く。嫌いな相手、苦手な相手の場合は、自分の好きな人・ペットの写真を見ながら

④そのまま呪文を心で呟きながら対面へ
→スマイルが出やすくなる
→相手への「歓迎オーラ」が立ちのぼる

⑤どんな人も、「自分が歓迎されている」と感じれば好印象を持ってくれる
会話も良好にスタートできる！

advice

“歓迎オーラ”で会話もスムーズに運ぶ

5

「目のパワー」でコミュニケーション力アップ!

◆アイコンタクトに込められた意味

「目は口ほどに物をいう」とは、よくいったもので、目の働きはコミュニケーションの中で大きな力を持っています。あなたは、恥ずかしいから目を伏せて会話してしまったり、部下に話しかけられても作業をやめず、顔を上げないまま返事してしまう、などアイコンタクトを疎《おろそ》かにしていませんか。

アイコンタクトには、「あなたの存在を認めています」というメッセージを送る大切な働きがあります。アイコンタクトなしの会話は、失礼であるのと同時に「存在を軽視されているのでは？」という不安や不快感を相手に与えます。

◆適度な「間」をつくろう

ただし常に相手の目をギュッと凝視する必要はありません。相手の上半身をやわらかく見つめるといった程度で充分です。人見知りをする人は、ネクタイの結び目あたりを眺めるというように、ときどきは視線をさりげなく外し、洋服を整えたり手の甲を眺めたりする程度の適度な「間」をつくりましょう。緊張感が程よく和みます。

それから視線の高さにも気を配ってください。相手が立ち、こちらが座ったままだと相手は「尋問されている」印象を受けやすくなります。逆に相手が座って、こちらが立ったままだと相手は「命令されている」印象を受ける恐れがあります。ベストは同じ高さの視線。これならば力関係は対等になります。加えて真正面よりも斜め45度のほうが視線の逃げ場が確保しやすくなり、話しやすいといわれています。

人と会話するときは、これらの「目のパワー」を忘れずに上手に活用してください。

アイコンタクトをもっと活用しよう

アイコンタクトの意味

「あなたの存在を、ちゃんと認めてますよ」

もし、アイコンタクトがないと？

「私の存在を軽視しているの?」
「ちゃんと自分は認識されているのかな?」
相手は、不安や不快な気持ちを抱いてしまう

アイコンタクトの方法

○ギュッと目を凝視しつづけなくてもOK!
○上半身をふわっと見つめるアイコンタクトで充分
○ネクタイの結び目あたりを眺めてもgood！
○ときどき、視線をはずして休憩も可

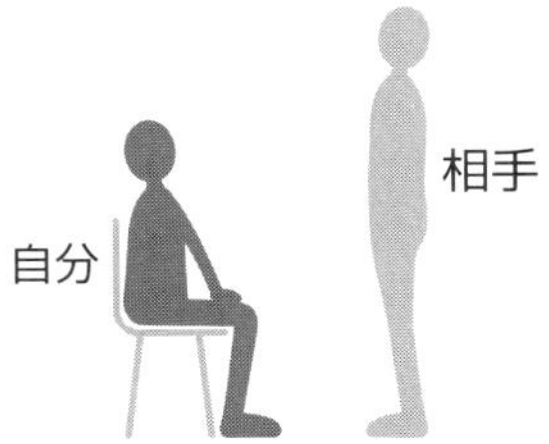

×相手が立って、自分が座る
→尋問のポジション

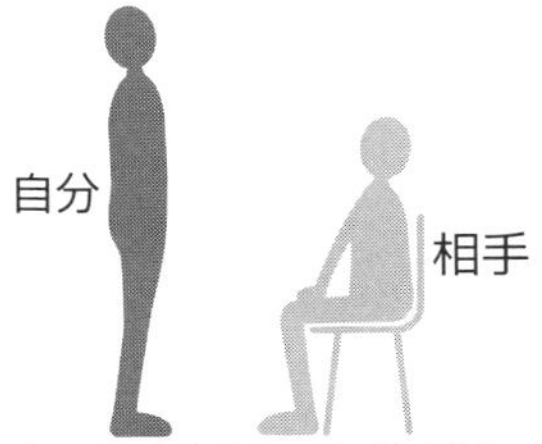

×相手が座り、自分が立つ
→命令のポジション

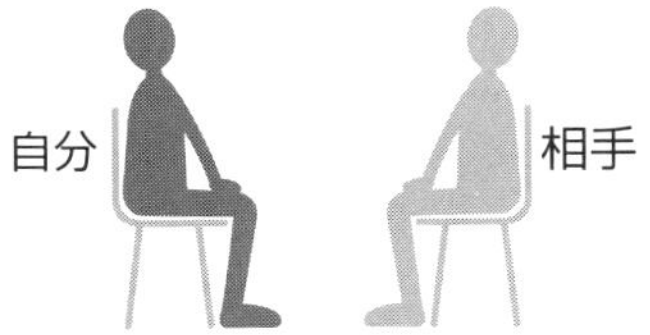

○同じ視線の高さ
→力関係は対等に

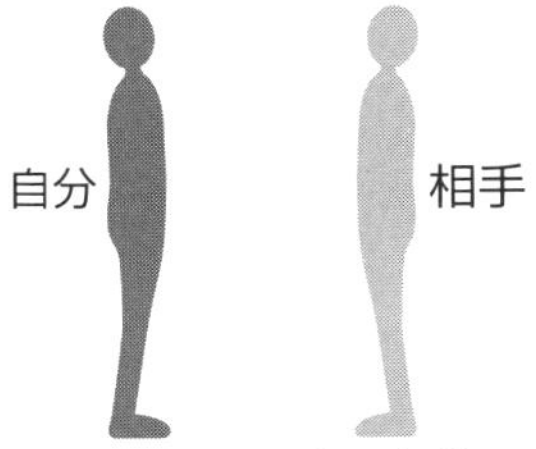

相手が立っていれば、自分も立つ
相手が座っていれば、自分も座る
斜め45度だと、なおベスト

advice

あなどるなかれ！ 目とポジション効果

6

空気の読み方ひとつでトラブル回避できる

◆周囲の人の気持ちを尊重しよう

「空気が読めない人」という表現が、昨今トレンドになっています。では「空気が読める人」とは、どういった人なのでしょうか。

空気が読める人というのは、その場の雰囲気を乱さず、周囲の人の気持ちを尊重した受け答えができる人と、私は考えています。

こんなふうに書くと、空気が読める人になるのは、たいそう難しいことのように思えるかもしれませんが、そうではありません。要は、相手をよく「観察」して、その場の雰囲気をまずキャッチしてから、自分が話し出せばいいのです。一般に「空気が読めない」と称される人は、会話をスタートさせるときに、自分のいいたいことや、伝えたいことで頭がいっぱいです。そのため周りの状況にお構いなく発言し、行動してしまっているのです。

◆相手をよく「観察」する

空気を上手に読む人というのは、向かい合っている相手（または集団）が、いまどんな雰囲気で何をしようと思っているのか、そして自分に対して何を望んでいるのか、それらを素早く観察し敏感にキャッチしています。そのため相手の気持ちを逆撫《さかな》でしない、場の雰囲気を乱さないレスポンスを返すことができ、人づきあいにおけるトラブルにも遭遇しにくくなるというわけです。

もし、あなたが、「もっと上手に空気が読める人になりたい」と思うのであれば、キーワードは「観察」です。次項では、何をポイントに観察しどのように相手のサインをキャッチしていけばいいのか、具体的に考えていきましょう。

自分のことで頭がいっぱいになっていませんか？

空気が読めない人とは？

自分の伝えたいこと、いいたいことで頭がいっぱいになっている
→周りの雰囲気や状況に関係なく、自分を表現してしまう

空気が読める人とは？

自分が反応する前に、観察している！
○場の雰囲気
○相手（集団）は何をしようとしているか？
○自分には、何を求めているか？

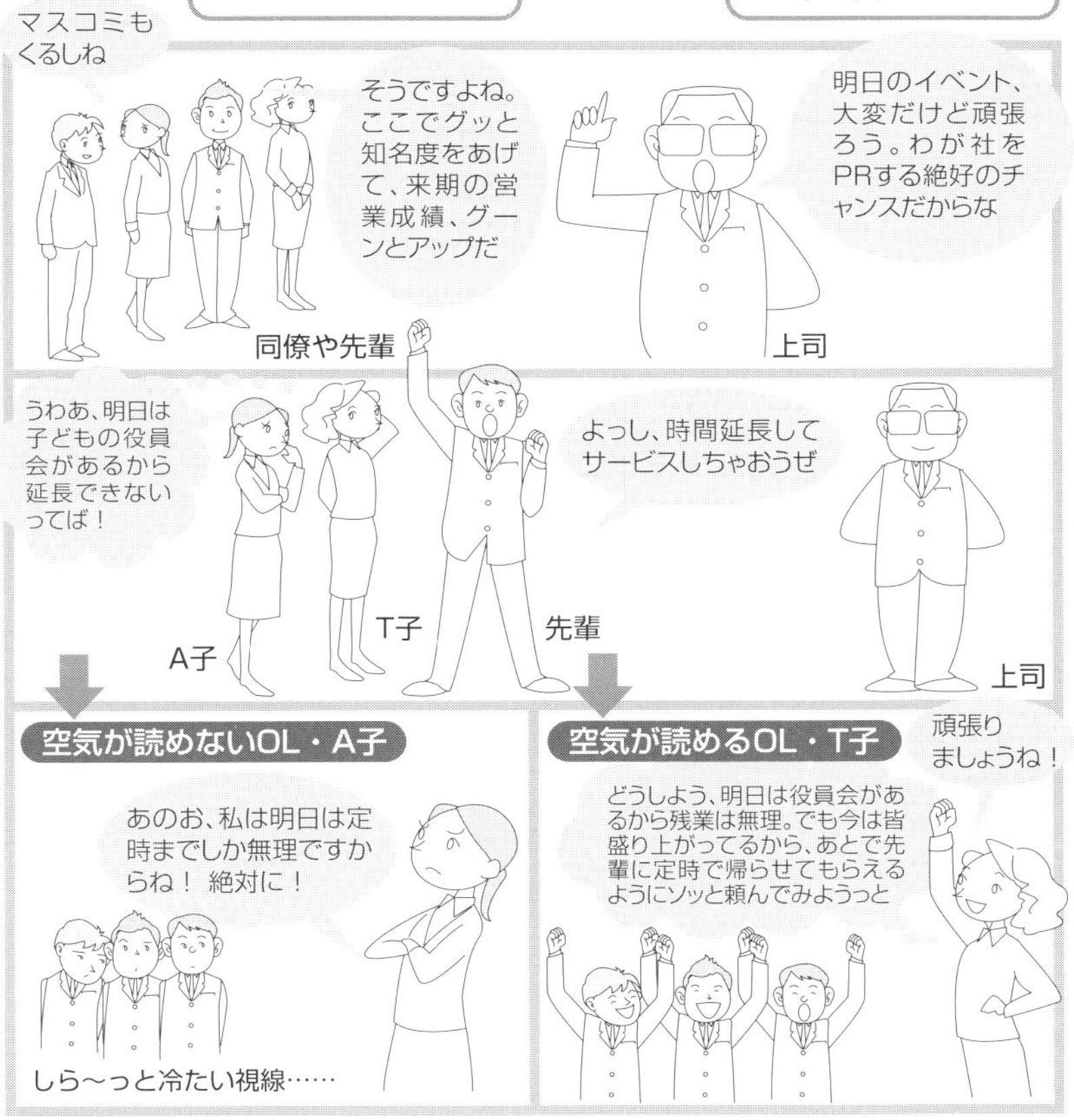
マスコミもくるしね
そうですよね。ここでグッと知名度をあげて、来期の営業成績、グーンとアップだ
明日のイベント、大変だけど頑張ろう。わが社をPRする絶好のチャンスだからな
同僚や先輩
上司
うわあ、明日は子どもの役員会があるから延長できないってば！
よっし、時間延長してサービスしちゃおうぜ
A子
T子
先輩
上司
空気が読めないOL・A子
あのお、私は明日は定時までしか無理ですからね！ 絶対に！
しら〜っと冷たい視線……
空気が読めるOL・T子
頑張りましょうね！
どうしよう、明日は役員会があるから残業は無理。でも今は皆盛り上がってるから、あとで先輩に定時で帰らせてもらえるようにソッと頼んでみようっと

advice

相手（環境）を観察すれば自然と空気は見えてくる

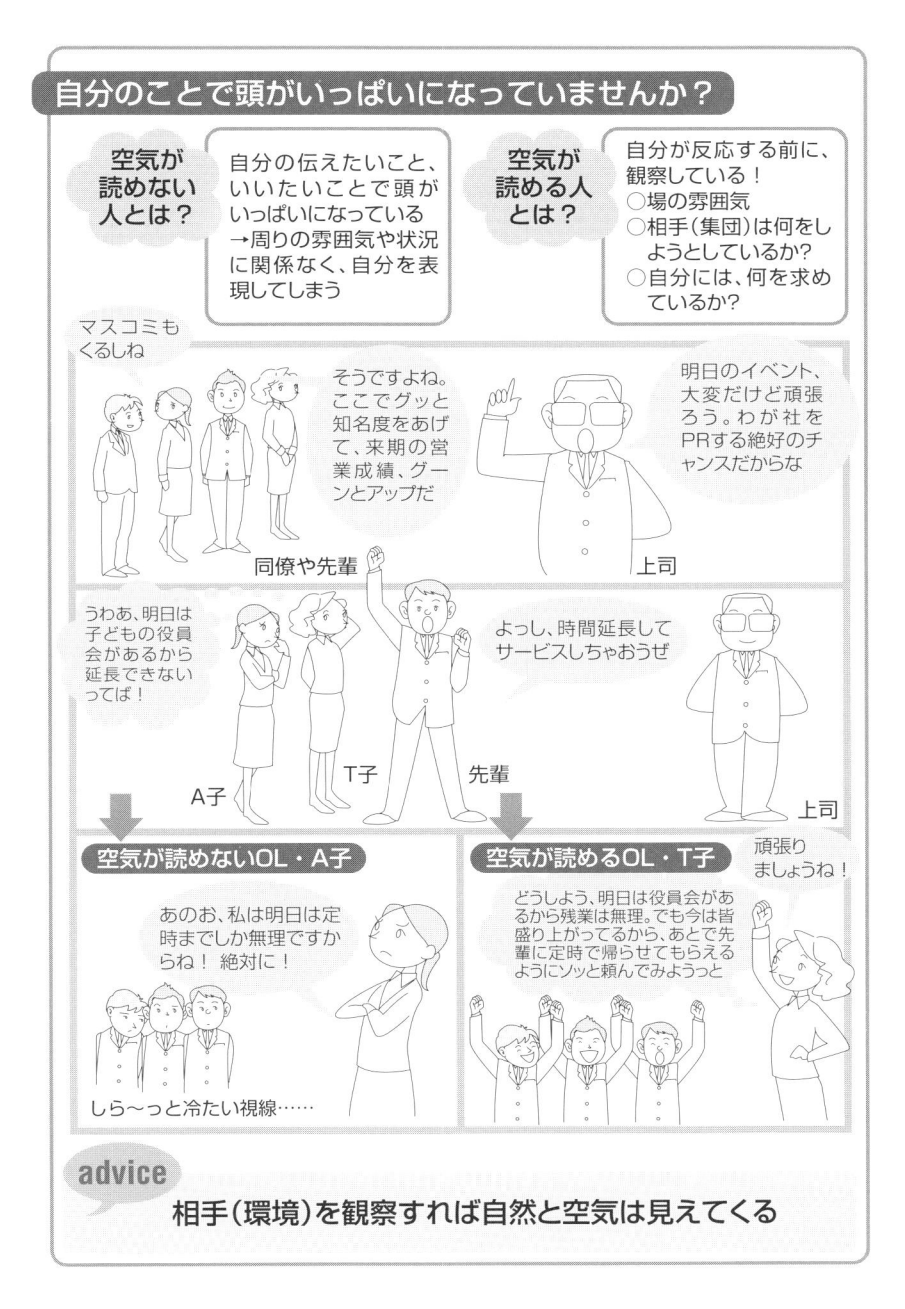

7 こうすれば、さらに空気は読めてくる

◆「合わせられるところ」を見つけよう

空気が読める人になるには、「観察」がキーワード。ポイントは「合わせる」です。相手をよく観察して、できるだけ合わせられるところを見つけて、「同じ」をつくっていけばいいのです。これはコーチングで、「ペーシング」と呼ばれるスキルです。

人には自分と同じところがあればあるほど、相手に対して親密感や安心感を抱くという性質があります。あなたも赤の他人が、自分と同じ学校の出身や同じ趣味を持っていた、という「同じ」を知っただけで、グーンと親しみが湧いて距離が近くなった経験がおありでしょう。それはペーシングが起こったからなのです。

◆周りを意識できるようになる

そこで「合わせられるところはないかな？」という視点で相手を観察し、意識的にたくさん「同じ」をつくってみましょう。ペーシングしやすいポイントを次表にあげましたので、できるところからトライしてください。

ペーシングを意識すると、同じところをつくろうとするため相手をじっくり観察することになります。そのため自分の思いや考えにとらわれてしまっていた人も、周りを見渡すことができるようになります。また実際にペーシングを実行することで、周りの雰囲気を乱さない会話や反応が、自然とつくりだされていきます。

唯一ペーシングしてはいけないのは、相手の怒りやパニック。これらを合わせると、相手の気持ちを高ぶらせてしまうので、こんなときは相手の真剣さだけをペーシングし、冷静に対応してくださいね。

相手の心とよりそえるペーシング

＜ペーシングするポイント＞

① 視線と視線の高さを合わせる

とにかく視線を合わせないと、相手を観察できません。その他のアイコンタクトと視線の高さを合わせる効能は、70頁を参照

② 話すスピード、声の大きさ、トーン、雰囲気なども、できるだけ合わせてみる

Ex)ゆっくり喋る人には、ゆっくりと。テキパキ喋る人には、こちらもハキハキと応答する。落ち込んで小さな声で話す人には、こちらもテンションを落として静かな声で。逆に楽しそうに話す人には、こちらもトーンをアップして楽しそうに対応する

③ 言葉づかいや態度も合わせてみる

Ex)丁寧な言葉を使う人には、できるだけ丁寧に。くだけた調子で話す人には、失礼にならない程度にフレンドリーに

④ 相手の言葉の語尾を「おうむ返し」する

Ex)「夏の旅行、すごく楽しかったんだ!」と嬉しそうな相手には、「楽しかったのね」と声のトーンも合わせながら語尾をペーシングする

⑤ しぐさや、身振り手振りも、合わせてみる

Ex)「寒いわね」と相手が手を擦り合わせたら、こちらも手を擦り合わせながら「うん、寒いよね」とペーシングする

advice

唯一の例外あり!
怒りやパニックはペーシングしてはいけない

コラム

「メールコミュニケーションの危うさ」

どの統計や調査データを見ても、人が一番ストレスを感じるのは、人間関係につきるようです。

ところで最近、ちょっとしたことでも、携帯やパソコンメールでコミュニケーションする人が増えてきました。同じ社内や同じフロアにいても、社内メールを使う。プライベートでも電話を使わずに携帯メールですませる。そんな人が激増しています。

メールは自分の送りたいときに送れるし、相手の時間を邪魔することもないため、本当に便利な道具です。しかし、このメールコミュニケーションの爆発的増加が、人間関係ストレスをさらに増長させてしまう原因となっていることをご存知ですか。

なぜなら、メールでのコミュニケーションというのは、一番情報を得にくいコミュニケーション法だからです。文字だけで、しかもタイピングした表情のない活字のみで、メールの文章は綴られます。面と向かい合うときのように、相手の顔や目の表情といった視覚情報もありません。電話のような声色やトーンといった、言葉以外の聴覚情報も得ることができません。また手紙のような、手書きの文字がかもしだす、言外のニュアンスも排除されてしまいますし、季節の挨拶や枕詞も、メールでは省略されるのが普通です。

このようにメールは、ことごとく視覚情報、聴覚情報、雰囲気から感じる体感的情報が排除され、まったくの機械的な字づらだけのコミュニケーションとなってしまいがちです。そのために意味の取り違いや誤解が起こりやすくなってしまうのです。何気なく書いた言葉で相手を傷つけたり、怒らせたりして、想定外のトラブルに発展することも少なくありません。

デジタルなメールは、シンプルな用件のやりとりのみに極力抑え、できるだけ誤解が生じないように気を使う。迷ったときや疑念が生じたときは、必ず相手に会ってから判断する。アナログ的に確かめる労を惜しまないことが、メールコミュニケーションに心を乱されないコツだと思います。

もちろんメールで、マイナスメッセージを書いたり、人を誹謗中傷することを書くのは、絶対に厳禁！

活字は非常に冷たく感じられるためマイナスパワーが倍増しますし、後々までも記録が残ってしまいます。

メールコミュニケーションの危うさをキモに命じておき、とにかく人づきあいは、アナログ情報を重視する。会って、声を聞いて、顔と目を見て、言葉と照らし合わせて、事実を見極める。余計な人間関係ストレスを増やさないために、私自身も常に心がけている大切なことのひとつです。

第5章

【心がほぐれる聴き方、話し方①】

不思議！ 聴き方ひとつで相手と距離がもっと縮まる

1

「聞く」から「聴く」に変えてみよう

◆「話す」ことではない

「自分は話し下手だから、コミュニケーションがダメ」と思ってはいませんか。でもコミュニケーションで最も大切なのは、「話す」ことではありません。いかに上手に話すか、というより、いかに良い聴き手であるか、ということが重要なのです。

どんな人でも「自分の考えや気持ちを理解してほしい」と願っています。極端に無口な人でも、「自分の話を聴いてほしい」と心の奥底では望んでいるもの。良き聴き手になってくれる人には、相手の満足度も高くなり、結果人間関係もうまくいき、あなたのココロ充電地のエネルギーもアップします。

◆聴き上手になるためには

ところで、あなたは良き聴き手でしょうか。はじめに次表のリスニング・チェックをしてみましょう。

いかがでしたか。この項目は一般的な会話で人が「普通に聞いている」状態を書き上げたもの。私たちが普通に人の話を聞いているときは、多かれ少なかれこれらの態度をとっています。たくさん当てはまったとしても、悪いわけではないのでご安心を。

でも、ワンランク上の聴き上手をめざすのなら、ちょっと工夫が必要です。リスニング・チェックのような聞き方は、本当の「聴く」ではありません。通常会話では、自分が聴き手になったり話し手になったりします。そのため自分の意識が、相手よりも自分のほうに向いてしまい「どう反応しようか」「次、何をいおうか」と考えながら聞いているのです。聴き上手になるためには、この「聞く」を「聴く」に変える必要があります。では次項からそのコツをお伝えしましょう。

あなたは人の話を聴いている？

リスニング・チェック

□ 会話する前に、「あの人ならこういうに違いない」とか、「今日はこの話題を話そう」、「こういった流れに持っていこう」など、あらかじめ考えていくことがある

□ 沈黙が苦手で、沈黙が訪れると、ついつい話し出してしまうほうである

□ 相手が喋っているとき、「ああ、こういうことが言いたいのだな」と理解できたら、相手の言葉を最後まで聴かずに話し出すことがある

□ 会話中、「でも」「しかしね」「そうだけれども」「だけど」といった接続詞をよく使う

□ 悩み事を聞いたら、よく自分の経験談やアドバイスをすることが多い

□ 会話中、人の話を聞きながら、自分も考えていることが多い

☑ が多く付くときは普通に聞いている

聴く≠聞く

「聞く」ではなく「聴く」ように意識して、ワンランク上のコミュニケーションを身につけよう！

advice

良き“聴き手”になることは、コミュニケーション上手になるための王道なり

2 先入観はできるだけ手放そう

◆そのまま受けとめる

それでは、ワンランク上の聴き上手になるコツを具体的にご紹介していきましょう。

聴き上手な人は、一言でいうと相手の話を否定も肯定もせず、そのままに受けとめる聴き方ができる人のことです。この聴き方を総称して、コーチングでは、「ゼロポジション」と呼びます。

このゼロポジションで聴くと、相手の心の中に、「自分の話を否定も批判もせず、しっかりと受けとめてくれている」という安心感と信頼感が芽生えます。そして「じゃあ、この人のいうことも聴いてみよう」という気持ちが生まれ、相手の心の扉が開いてくるのです。

◆ゼロポジションのとり方

そこで、ゼロポジションのとり方について考えて

ゼロポジションのとり方

「先入観をできるだけ抑えよう」

先入観があると、話す前から雰囲気が出てしまう

例）今日会うC子さんは、我がままって
言われているけれど

NG 我がままな人、私、苦手なんだよな
➡マイナスオーラに

「心は真っ白なキャンバスだ」とイメージ

advice

**「先入観を手放すぞ」と念じることは、
先入観のある既知の相手にも有効**

いきましょう。

　はじめに、相手のことや会話の内容について、できるだけ事前に先入観を持たないで臨むようにします。私たちは、既知の相手に対しては、すでに何らかの先入観を持っています。たとえば「Kさんは優しい人だ」というようなものや、初対面の人であっても「この方向で話を進めよう」と会話の方向性をあらかじめ決めてしまっているようなことです。

　こうした先入観がすべて悪いものではありませんが、聴き上手になるためには先入観にとらわれないほうが、うまくいきます。なぜならば先入観があると相手と対峙《たいじ》したときに、目に見えない雰囲気をかもしだしてしまうから。特にマイナスの先入観の場合は、それだけで会話の成功率が下がってしまいます。

　たとえ既知の相手であっても、「先入観を手放そう」と念じるだけでもだいぶ違いますよ。心に真っ白なキャンバスをイメージすることも、先入観を弱めるためにはおすすめです。

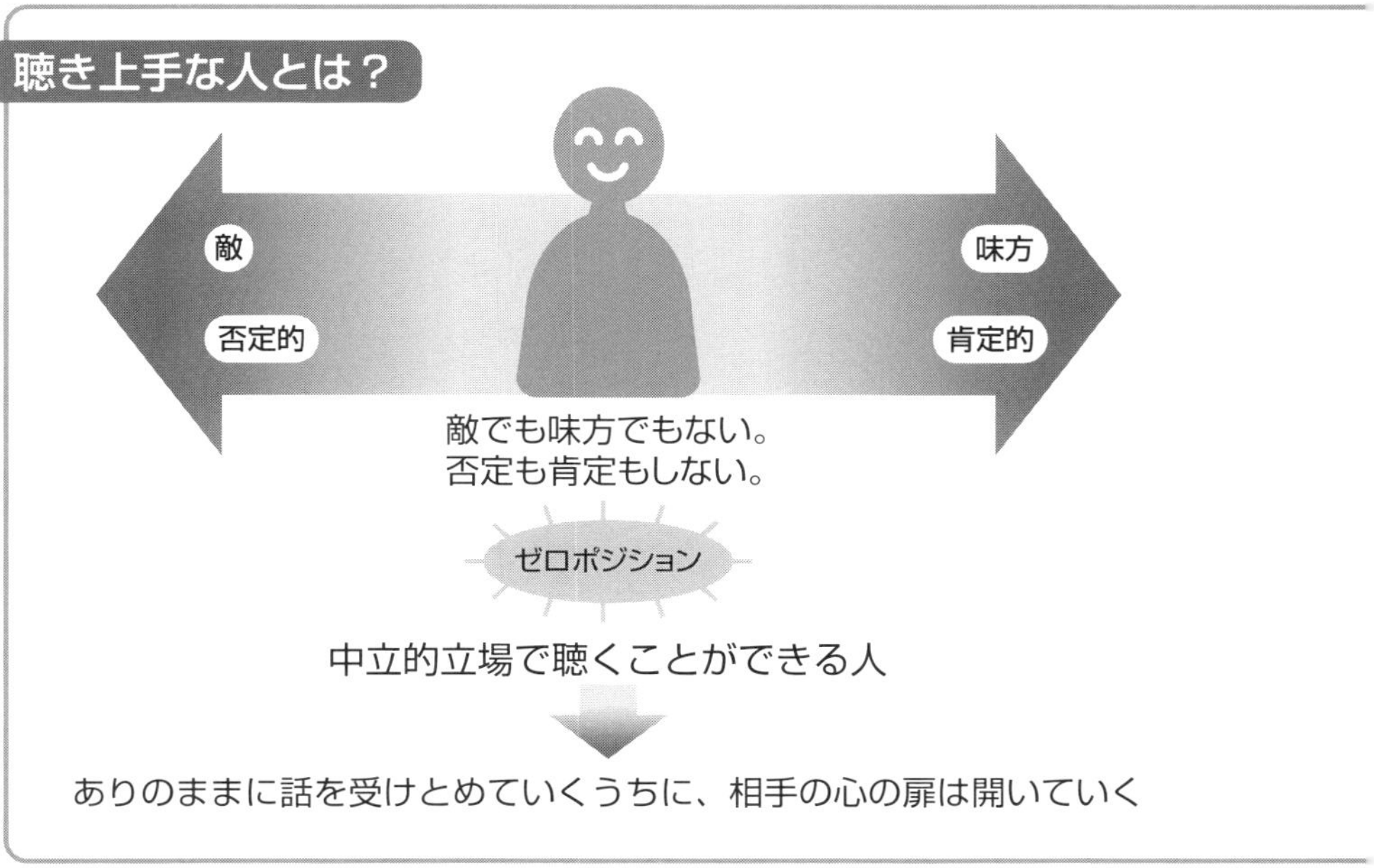
聴き上手な人とは？
敵
否定的
味方
肯定的
敵でも味方でもない。
否定も肯定もしない。
ゼロポジション
中立的立場で聴くことができる人
ありのままに話を受けとめていくうちに、相手の心の扉は開いていく

3 どんな「接続詞」を使っていますか

◆促進的な接続詞とは

会話の中でつい、「でもさあ」「しかしね」「だけど」「まあそうだけれど」といった接続詞を使ってはいませんか。これらは「否定的接続詞」。相手の話を否定するニュアンスを持つ接続詞です。

自分の話を否定されて、愉快な気分になる人はまずいませんよね。聴き上手といわれる人たちは、この否定的接続詞を極力使わないように心がけていることが多いのです。私も「それで?」「なるほど」「その次どうなったの?」というような促進的な接続詞を使って会話を進めるよう気をつけています。

以下の会話をご覧ください。

F子「この前、バリへ行ったんだけど、とても楽しかったのよ」

↓否定「でもさあ、バリって治安が悪くなっているってニュースでいってたけど、大丈夫だった?」

↓肯定「わぁ、そうなの! それでバリって治安はどうだった? ニュースで悪くなっているって聞いたけど」

◆話し手の気持ちを損なわせない

いかがですか。聞いている内容は同じですが、肯定的接続詞のほうが、F子さんは心地良い会話だったのだろうと想像できますよね。

否定的接続詞を使うと、「話の腰を折る」危険性が、高まります。話の中で絶対に使ってはいけないというわけではありませんが、肯定的接続詞で可能なところは肯定型でつないだほうが、話し手の気持ちを損なわせることなく会話が進められます。人は基本的に否定されるより、肯定されたほうが嬉しい生き物だということを覚えておきましょう。

広がる接続詞と閉じる接続詞

否定的接続詞

「でもさあ」「しかしねえ」「そういうけどね」「だけど」「まあそうだけど」

↓

話の腰を折る雰囲気になってしまう

肯定的接続詞

「それで?」「なるほど～」「次どうしたの?」「その次どうなったの?」

↓

話を促進されたほうが、話し手も嬉しい

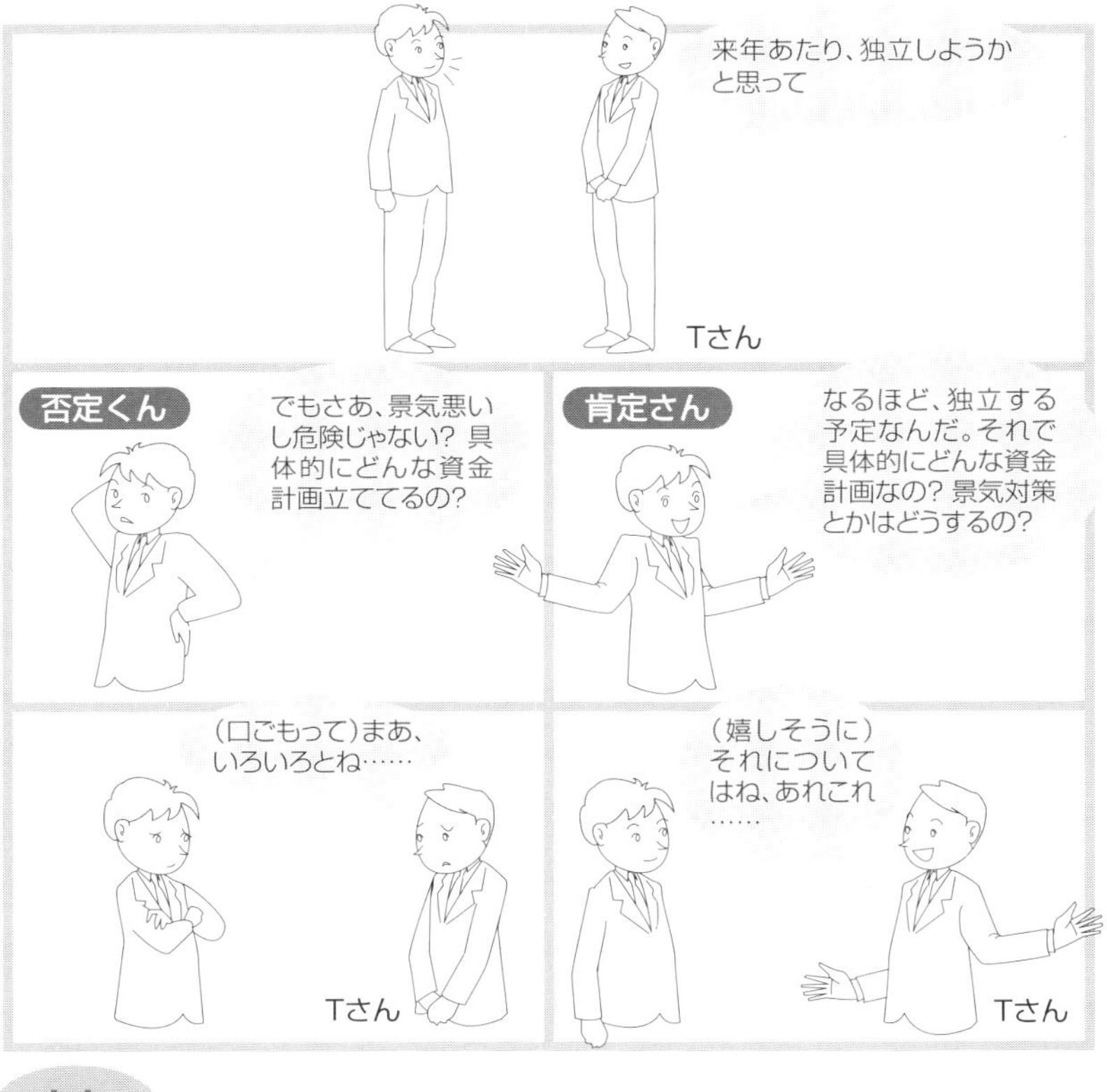
来年あたり、独立しようかと思って
Tさん
否定くん
でもさあ、景気悪いし危険じゃない? 具体的にどんな資金計画立ててるの?
肯定さん
なるほど、独立する予定なんだ。それで具体的にどんな資金計画なの? 景気対策とかはどうするの?
(口ごもって)まあ、いろいろとね……
Tさん
(嬉しそうに)それについてはね、あれこれ……
Tさん

advice

人は肯定されたほうが、嬉しい生き物だということを覚えておこう

2つのポイントで相手の心は開く

◆急いでいるとき、相手のテンポが遅いとき

相手が喋っているとき途中まで聞いた時点で、「ああ、こういうことがいいたいのだな」と判断して、口を挟《はさ》んでしまう……。

私たちは意識していないと、つい相手の話を途中で遮《さえぎ》って自分が話してしまいます。特に自分が急いでいるときや、相手の話のテンポが遅いなあと感じているときにそうしてしまう傾向があります。

でも、話を途中で切られてしまった相手は、十中八九、良い気分ではありません。私自身も会話の中で一度ぐらいなら気になりませんが、何度も話を途中で切断する相手には怒りさえ感じた経験があります。

◆沈黙はできるだけ破らない

良き聴き手になるには、相手の話が終わるまできちんと聴くというのが鉄則。日本語は、最後の語尾で意思決定が示される言語です。「～だけど、したくない」「～だけど、したい」というように、最後まで聴かないと重大な意味の取り違えも起こりかねません。一文節が終わるまで、文章でいうと「……。」まで聴くことを徹底しましょう。

また「沈黙をできるだけ破らない」ことも大切です。

会話の途中での沈黙は、ちょっと居心地が悪いものですよね。でも一方で、沈黙は「相手がまだいうかいうまいか迷っている時間」ともとらえることができるのです。そして相手がいいたいことを話し出すチャンスを提供していることにもなるのです。ぜひ、沈黙という「間」も肯定的にとらえて活用していきましょう。

良き聴き手の心構え

第１条：「人の話は、きちんと最後まで聴くべし」

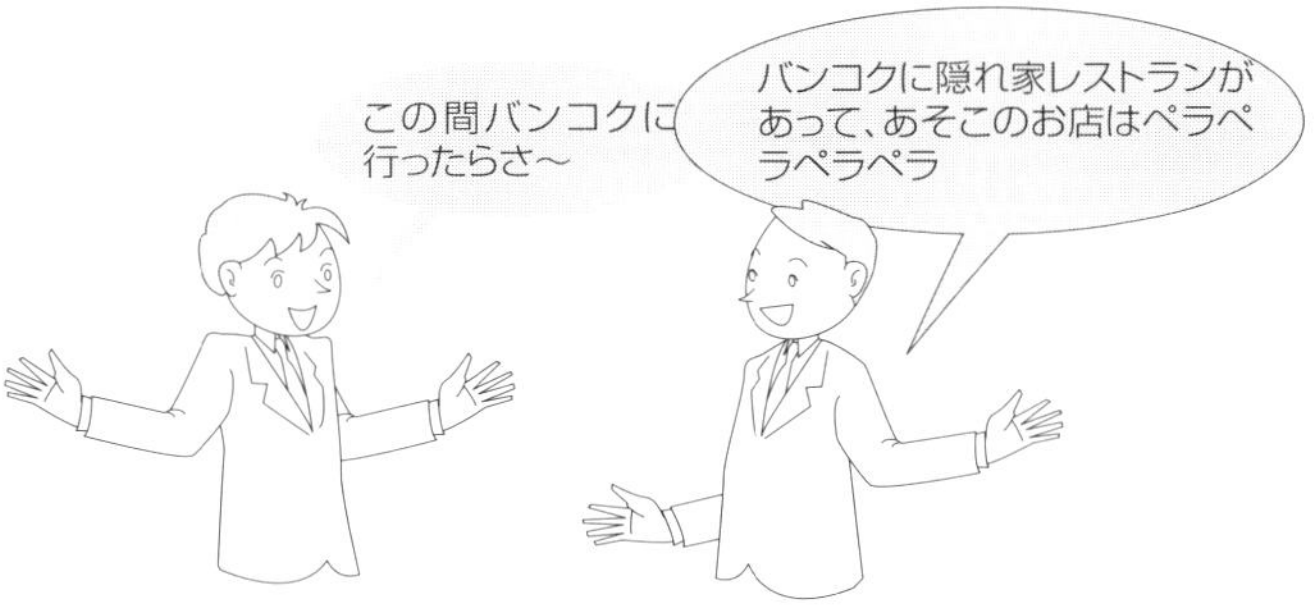
この間バンコクに
行ったらさ～
バンコクに隠れ家レストランが
あって、あそこのお店はペラペ
ラペラペラ

★どんな人でも、話を途中で切られるのは、不快
日本語は最後の言葉で意思決定するので、
意味を取り違える危険性も！

第２条：「沈黙は、金なり！　破らずに少し待つべし」

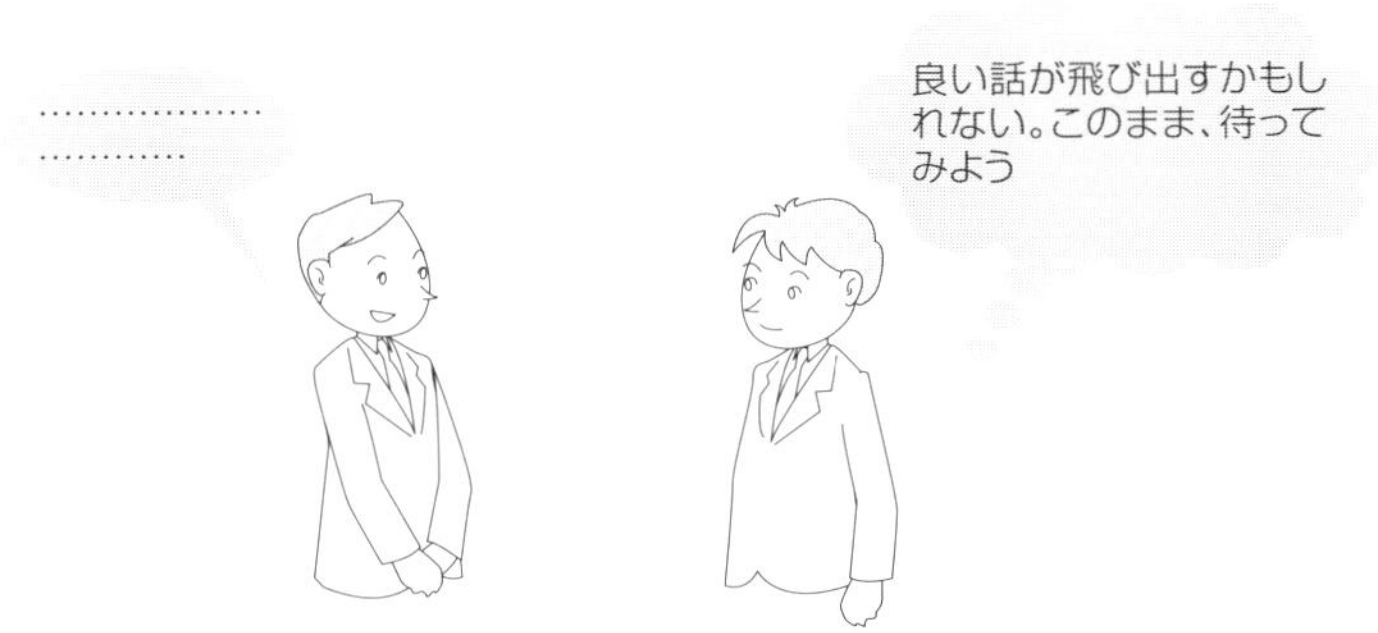
………………
…………
良い話が飛び出すかもし
れない。このまま、待って
みよう

★相手が話そうか迷っている可能性がある
相手が言いたいことを話し出すチャンスを提供

advice

語尾まで聴くと憂いなし＋沈黙を恐れるなかれ

5 「独演会」を開いていませんか

◆頑張りが裏目に……

人の悩み事や愚痴を聞いたときは、何かアドバイスしなくては、とか、自分の経験を語って励まさなければ、と頑張りすぎてしまう人は多いもの。ときどきお酒の席などで、年配の人が後輩に向かって、熱弁をふるって自分の人生論を披露している場面に遭遇しますが(笑)。しかし聴き上手といわれる人は、滅多なことでは、こうした「独演会」は行いません。

良き聴き手であるためには、当たり前のことですが、聴き手に徹しなくてはなりません。

◆自分の思考を抑える

ですから相手の役に立つだろうと思っても、むやみに自分のアドバイスや経験談を押しつけないことが大切。特に相手が愚痴や悩みを話す場合は、じっくり自分の気持ちや状況を聴いてほしいと思っていることがほとんどです。相手の話は、ありのままに最後まで聴こうと心がけましょう。

また、相手が話している間は、できるだけ自分の思考を抑えるようにして、「間違っている」「私だったらこうするのに」という評価や批判をしないように聴きます。相手の話が一段落し、もし自分の経験やアドバイスが役に立つかもしれないと思ったら、許可をとってから話しはじめましょう。

「参考までに、私の経験をお話しましょうか?」「よかったら、アドバイスしましょうか?」など、許可をとる。そして相手の「ぜひに!」という言葉を確認してから話し出すと、相手にも聴く準備と余裕が生まれてきます。せっかく親切心で語ったのにもかかわらず、おせっかいな人だと敬遠されないためにも、これは心がけたい項目です。

そのアドバイス、経験談は、もしかして望まれていないかもしれない？

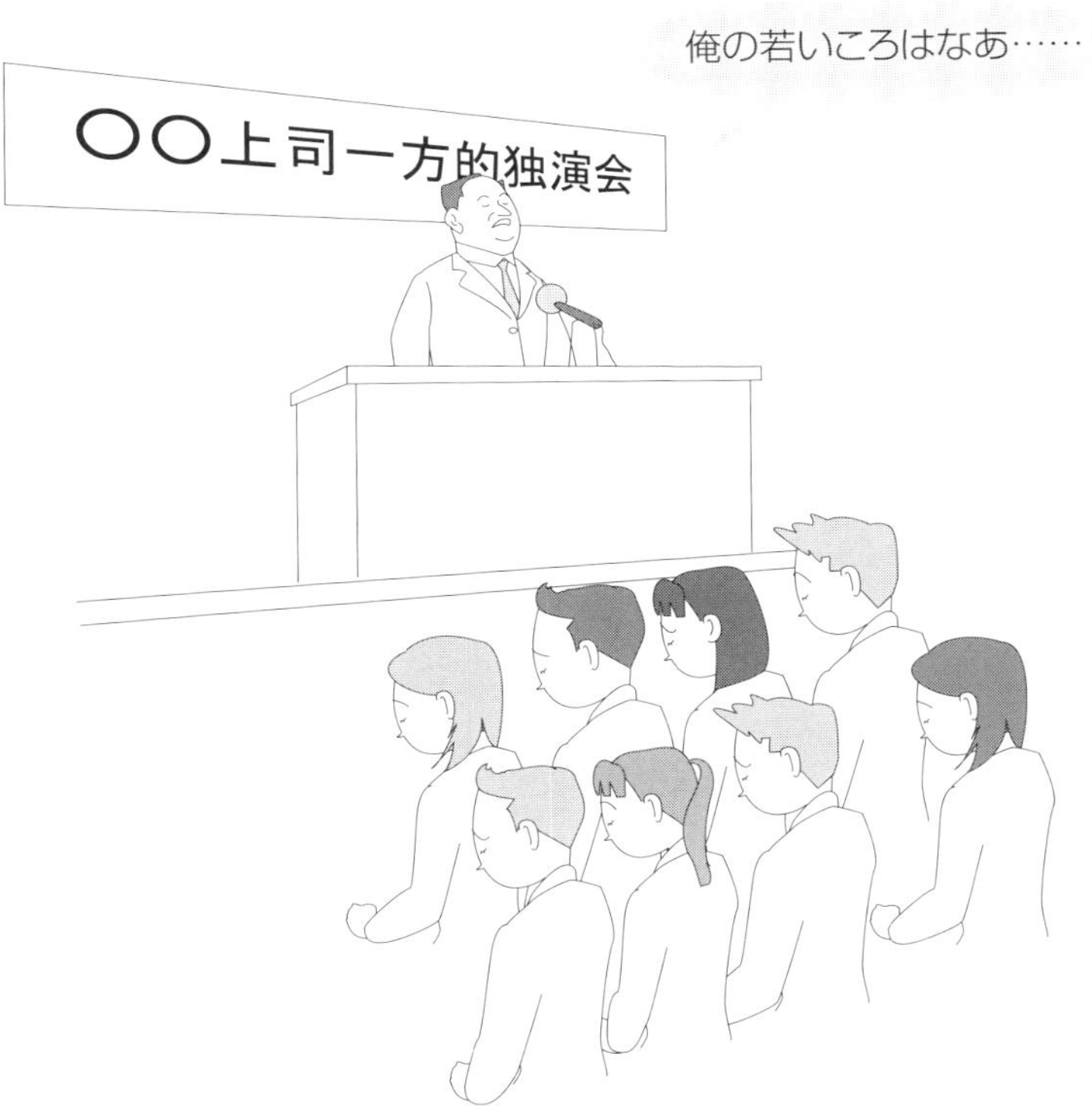

●聴き上手は、まずは相手の話をじっくり最後まで聴いた後で、次のように声をかけること

「私の経験を、参考までに話そうか？」

「アドバイスをしてもいいかな？」

「よかったら、私のアイデアを話しましょうか？」

advice

アドバイスや経験談は、
相手に許可をとってから、提供すること

6

3ステップでもっと良い関係になれる

◆専門家が行う「傾聴」

ゼロポジションという中立を保ちながら、相手の話を受けとめる聴き方を、これまでご紹介してきました。この聴き方は、カウンセラーや精神科医などが行う「傾聴」に近い聴き方です。

これらが完璧にできれば、もはやあなたは「聴く達人」！　はじめはちょっと難しいかもしれませんが、まず1項目ずつトライしていってくださいね。

◆聴く、質問する、伝える

人とコミュニケーションを図るとき、この「聴く」という行為はとても大切です。会話の基本は、まず「聴く」、次に「質問する」、そして最後が「伝える」という順序が基本形だと私は考えています。

どんなに短い会話であっても、まず「聴く」という姿勢で臨めば、相手の様子や気持ちをうかがうことができます。また独りよがりな言葉や自己中心的な態度をとってしまうことも防げます。すなわち「空気が読めない人」になる危険性が減るのです。

次に聴き足りないところや、わかりにくいことがあれば、「質問する」。質問することで、相手の奥深いニーズや気持ちを知ることも可能になります。

その後、自分の気持ちや意見、情報などを「伝える」。

すでに「聴く」「質問する」というステップで、相手の意向や気持ちは充分にわかっているため、的外れなことを伝える可能性も減り、相手の気持ちを逆なでするような言動も防げます。

「聴く」→「質問する」→「伝える」という3ステップで会話を考えていくことで、さらに良い人間関係が築けることでしょう。

聴く達人になるスキル「ゼロポジション」

① 先入観をOFFに

話す前には、できるだけ先入観を排除。

「私の心は、真っ白なキャンバス」

とイメージする

② NG接続詞→否定的接続詞はできるだけ使わない

「でも」「しかし」「だけど」
OK接続詞→促進的接続詞
「それで？ 」「なるほど」「で、どうなった？」

③ 相手の最後の言葉までしっかり聴こう！

④ 沈黙は、ちょっと待てのサイン

⑤ 経験、アドバイスは許可をとってから

「私の経験を話してもいいかな？」

「よかったらアドバイスしようか？」

＜会話の流れの基本形＞

1ステップ　「聴く」まずは相手の気持ちや意向を聴く

2ステップ　「質問する」さらに相手の思いやニーズをキャッチする

3ステップ　「伝える」相手の意向に沿った情報やアドバイス、意見を伝える

advice

人間関係が良くなる、“3ステップ会話”を活用しよう

7

「聴き上手」になれる「頷き」「相づち」「おうむ返し」

◆ここぞというときに使おう

先にご紹介したゼロポジションは、カウンセラーが行う「傾聴」に相当する、いわば聴く達人になるためのスキル。そのため実際に全部実行するとなると難しそうと感じる人も多いでしょう。もちろん、すべての会話をゼロポジションで聴く必要はありませんし、それは不可能というもの。何せカウンセリングで行うぐらいですから、ゼロポジションは集中力も時間も必要なスキルでもあるのです。

ですから、ゼロポジションは、ここぞ！　というとき、たとえば相談に乗るときや、真剣なディスカッションを行うときなどに使うスキルと考えていただいてもいいでしょう。

◆気軽にできる「聴くスキル」

普段の会話でも、気軽に実行できる便利な「聴く

簡単便利な「聴き上手」スキル

「頷き」「相づち」「おうむ返し」

ページングといっしょに!

↓

場所、時間に関係なく実行可能

「あなたの話をもっと聴かせて」
「しっかり受けとめています」という
メッセージ効果大

スキル」があります。聴き上手を演出する簡単サポート・スキルを、ご紹介しましょう。

『おうむ返しのスキル』

相手の言葉の語尾を繰り返すスキルです。74頁のペーシングのところでも、解説しましたが「今日、とても疲れたの」→「疲れたのですね」というように、語尾を繰り返すのが、このスキル。できるだけ雰囲気や声のトーンなどもペーシングすると効果的です。「あなたの気持ちをしっかり受けとめていますよ」というメッセージが相手に伝わります。

『頷《うなず》きと相づちのスキル』

会話に温かい雰囲気の相づちと頷きをたくさん入れ込む。いつもの倍ぐらいをめざして、たっぷり頷き、相づちを打つ。「あなたの話に興味がある」「話をもっと聴かせて」というメッセージになります。

普段の何気ない会話でも、5～6分の立ち話でも、この二つのサポートスキルは簡単にできます。これらを意識して使うだけで、あなたは聴き上手に大変身することができます。ぜひ使ってみてください。

これで聴き上手に大変身！

「聴く達人級」のスキル

「ゼロポジション」

- カウンセリングの「傾聴」に相当。良き聴き手効果バツグンだが、集中力、時間も必要

↓

「ここぞ！」というときにトライ

ディスカッション、面談、悩み相談
etc……

8 質問ひとつで会話が広がる

◆ジレンマに陥ったときは

聴き上手になりたいけど相手がなかなか話してくれない、無口で話が途切れてしまって……こんなジレンマに陥ったら、質問スキルを使ってみましょう。相手から気持ちやニーズを語ってもらおうとする基本は「オープン型質問」。質問のほとんどはクローズ型とオープン型に分けられます。

YES、NOで答えが完了してしまうタイプの質問をクローズ型質問といい、YES、NOで答えられないタイプの質問をオープン型質問と呼びます。

例をあげてみると、

（クローズ型質問）調子いいですか？
（オープン型質問）調子はいかが？
（クローズ型質問）明日、行くよね？
（オープン型質問）明日はどうするの？

◆クローズ、オープンを使い分けよう

オープン型で聞いたほうが、相手は自分の言葉を駆使して答えようとするため、意見や考え方などを自然に多く語れます。会った瞬間に、「最近、仕事うまくいってる？」と聴くより、「最近、仕事の調子はどう？」と聴いたほうが、相手も自分のことを話し出しやすくなるのです。クローズ型は答えが一応YES、NO で完了してしまいます。特に目上の人や緊張する人に対しては、それ以上の気持ちを語りにくくさせてしまいます。

ただし、クローズ型が悪いというわけではありません。クローズ型には「答えやすい」という長所があります。初対面の人や会話の冒頭部など、まだ緊張が解けていない相手には、あえてクローズ型を使ってあげると良いでしょう。

状況に応じて変えてみよう

	クローズ型	オープン型
答え	YesまたはNO	自分の言葉でつくる
長所	答えやすい	気持ちを話しやすい
短所	相手の立場が弱いほど、本音や気持ちが語りにくい	緊張している人や無口な人にとっては、いきなりはじめからだと負担がかかる
例	「それ、できてるよね」 「元気?」	「それ、どんな感じ?」 「体調はいかが?」

上記の例にも示したように、ほとんどのクローズ型質問は、オープン型への転換が可能。そこで、日々の会話で自分した質問を振り返り、オープン型とクローズ型に変える練習をしよう。そのうち、自然に使いこなせるようになってきます！

advice

無口な人、緊張が解けていないときは、まずはクローズ型質問から始めて、少しずつオープン型に

コラム

「悩み事相談に適切な相手とは」

悩み事を人に話すだけで、心が軽くなったり、元気が湧いてきた経験は、誰でも一度はお持ちでしょう。自分の気持ちや思いを、言語化していくだけで、心のストレスの塊を軽減させる効果がありますし、それを人に聴いてもらうと、さらに癒し効果が加わります。

ただし、誰にでも悩みを聴いてもらえば癒される、というわけではありません。逆に話したことで、プレッシャーがかかったり、ストレスが倍増することもありえます。

打ち明ける相手として適当な人は、一言でいうと「傾聴できる人」。そう、ゼロポジションをとることができる人なのです。まとめると下記のようなタイプです。

○あなたが心から信頼している人で、口の堅い人。

○あなたの話をそのままに受けとってくれる人。あなたの話を、自分の物差しで評価や断定、批判しないで、まずはじっくり聴いてくれる人。

○求めてもいないのに、アドバイスや自分の体験談を話さない人。相談されると、何かアドバイスをしようと張りきる人がいるが、ストレスがたまっているときには、逆にプレッシャーになる場合がある。

○物事を斜めに見ない人、マイナスメッセージをいわない前向きな人。物事を斜めに見るクセのある人は、たいてい、悪い面を見て、言語化する。これらをマイナスメッセージと呼ぶが、こういった言葉は、聞くだけでエネルギーを消費する。マイナスメッセージの少ない、できるだけプラス思考の人を探すのがコツ。

いかがでしょうか。あなたの相談する相手は、間違っていませんでしたか。

聴き上手のスキル「ゼロポジション」は、癒しの効果もバツグンです。だからカウンセリングに行くと、答えをいってもらわなくても、心がスッキリしたり落ち着くことが多いのです。

自分の話を、色眼鏡をかけず自己解釈せず、そのままの状態で受けとってくれる人に聴いてもらえたときには、驚くぐらい心が休まります。

ぜひ悩み事を相談する際の人選の参考にしてくださいね。

第6章

【心がほぐれる聴き方、話し方②】

クヨクヨからスッキリへ！ これであなたの気持ちはラクに伝わる

1

自分の気持ち、おろそかにしていませんか

◆我慢しつづけると……

第4章6、7項では、「空気を読むためのコツ」をご紹介しました。一方で「自分の意見を主張すると空気が読めないといわれる」と、過度に周りに合わせる「空気読みすぎ人間」も増えています。

「失恋した友人が私の部屋に転がり込んできた。つらくてどうにかなりそうだから一緒にいて、といわれ可哀想だと思ってOKしたが、もう3週間になる。友人がいると家で原稿が書きにくく仕事が遅れて困っている。でも出て行って、ともいえないし」

先日、某女性記者さんから、このような話を聞きました。これは典型的な「自己犠牲タイプ」のつきあい方。しかし自分の心を抑圧し続ける「自己犠牲」の上に成り立つ人間関係は、絶対に長続きはしません。「自分さえ我慢すればうまくいく」という理由で、心を抑圧していると、遅かれ早かれ心が反乱を起こしはじめるからです。

◆悪循環に陥る危険性

心を抑圧することは、人間にとってストレスにほかなりません。心にストレスをかけつづけていると、それを何とか解消しようと、生体は様々な反応を起こしだします。ひどいイライラや抑うつ、不眠といった精神的トラブルや、頭痛や胃腸障害など身体的不調が発生し心にメッセージを送りはじめます。

こうした不調が起こってくると、もはや笑顔で人と接することができなくなります。そして人間関係も悪化し破綻していきます。ココロ充電池のエネルギーもダウンしてしまうことに。ここからは、自分の心を上手に表現するというテーマでお話したいと思います。

自己犠牲タイプの人づきあい

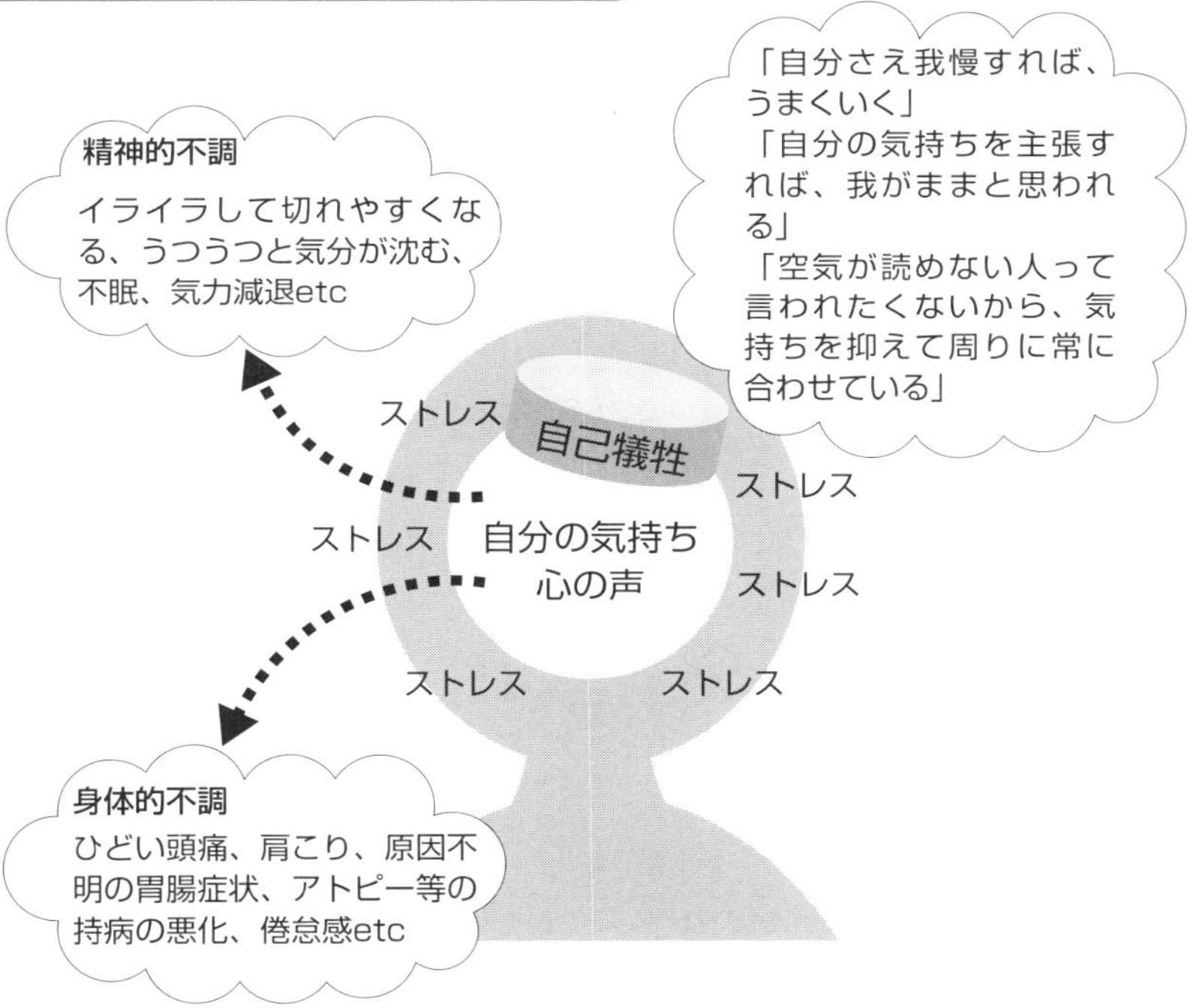
「自分さえ我慢すれば、うまくいく」
「自分の気持ちを主張すれば、我がままと思われる」
「空気が読めない人って言われたくないから、気持ちを抑えて周りに常に合わせている」
精神的不調
イライラして切れやすくなる、うつうつと気分が沈む、不眠、気力減退etc
自己犠牲
ストレス
ストレス
ストレス
自分の気持ち
心の声
ストレス
ストレス
ストレス
身体的不調
ひどい頭痛、肩こり、原因不明の胃腸症状、アトピー等の持病の悪化、倦怠感etc

心はストレスを、あの手この手で伝えはじめる

人づきあいが笑顔でできなくなり、それがいっそう負担になっていき、やがて、人間関係は破綻！

advice

空気の読み過ぎは、心の毒

2 「感情鈍磨」にならないヒント

◆自分の心に尋ねてみる

自分の心を大切にするためには、自分の気持ちをしっかりと感じてあげることが必要です。そのためには、自分の心に、あなた自身が尋ねてあげなければなりません。

「いま、私の心は、どんな感情を抱いているのだろう？」「私の心は、何を嫌だと感じているのか？」「私の心は、いまどうしたいと思っているのか？」というような「心への問いかけ」を、意識して投げかけるようにしてみましょう。トイレやお風呂など、静かな1人きりになれる場所がおすすめ。できるだけ毎日、定期的に心の声を聴いてあげてください。

◆激しい感情も「感じて良い」

人間は大人になればなるほど「ねばならない」思考が強くなります。「～したほうがためになる」「～

その1　「ねばならない思考」を取りはずす

- ～したほうが得になる
- ～しないと怒られる
- ～すべき立場である
- ～しないと評価が下がる

→これらをOFFにする

その2　「どんな気持ちも感じて良い」と許可を出す

- 「今、私の心は、どんな感情を抱いている?」
- 「私の心は、何を嫌だと感じているのか?」
- 「私の心は、今どうしたいと思っているのか」

advice

「今、私の心は、～だと感じているのだ」としっかり受けとめ、承認してあげよう

せねばならない責任がある」「～したほうが喜ばれる（または怒られない）」という理性で、感情を押し殺すようになります。

　このように理性で心を抑圧して生きている人ほど、自分の心を感じる感情センサーが鈍感になっていきます。実際に、うつ状態がひどい人の中には、この感情センサーが麻痺して喜怒哀楽が感じられなくなる「感情鈍磨」という症状が起こるぐらいです。

　最近「自分が何をしたいのかわかりにくい」と感じている人ほど、ぜひ前述した心への問いかけを、毎日しっかりと実行してください。

　あなたが感じる感情に、良い悪いはありません。「憎い」「妬ましい」「腹が立つ」「悔しい」という激しい感情も、「感じても良い」のです。心に沸き起こる感情に向かい合い、「私は、そう感じているのね」と認めてあげることが大切。たとえその感情を解決する術がすぐにわからなくても、心は認めてもらうといったん落ち着くことも多いのです。自分の心に問いかけ、承認してあげるクセをつけましょう。

自分の心を大切にしよう

ありのままの気持ちを、きちんと感じて認識してあげること

心の声を大切に聴いてあげよう

おすすめ場所：トイレやお風呂、カフェなど、静かに1人になれるところ

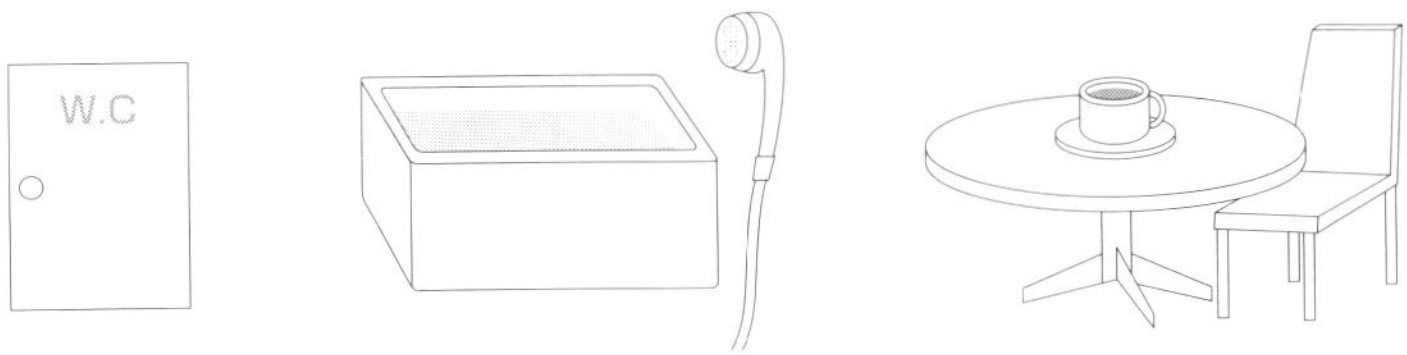

3 要望はこの方法で具体的に伝える

◆気持ちを放っておかないで

前項の手法で、自分の本当の気持ちが認識できたら、次はその気持ちを実現できるように行動してみましょう。相手に「〜するのをやめてほしい」とか、逆に「〜してほしい」という要望を感じたら、この気持ちを放っておかず、できるだけ相手に伝える努力をしましょう。このとき、「Ｉメッセージで具体的に伝える」というスキルが効果的です。

　何かを人に伝えるメッセージには、大きくＹＯＵメッセージとＩメッセージがあります。「あなたは、〜だ」という言い方がＹＯＵメッセージ。たとえば、遅刻がひどい人に「あなたは遅刻を改めるべきだ」と訴える、ＰＴＡで「今回は○○さんが役員をしてください」と、伝える言い方です。一方「遅刻を減らしてもらえたらとても助かります」「今回は○○さんに役員をお願いできたら嬉しいです」と自分の気持ちを伝える言い方がＩメッセージです。

◆どんな良い効果があるのか具体的に伝える

ストレートに、「あなたは、〜しなさい」とＹＯＵメッセージで要望されるよりも、Ｉメッセージで自分の気持ちを入れ込んだほうが柔らかく、受けとりやすくなります。

　またどのような良い効果があるのか具体的に伝えると、さらに相手は受けとりやすくなります。「遅刻を減らしてもらえたら仕事が早く終えられるので助かります」、「○○さんが役員になってもらえたら会が活性化して、とても嬉しい」というように、人は自分の言動が、他人にどんな良い気持ちや効果をもたらしたかを知ると、とても嬉しいもの。ぜひこのスキルを上手に活用してください。

他人への要望を感じたら？

「～してほしい」
「～するのをやめてほしい」

➡　Ｉメッセージを使って伝える！

■YOUメッセージ「あなた」が主語にくる言い方

例）「あなたは、役員をすべきだ」
「あなたは、遅刻をやめなさい」

➡　×　押しつけ感、強制感が強い

■Ｉメッセージ「自分の気持ちを」入れ込む言い方

例）「役員をしてくれると、嬉しい」
「遅刻をやめてくれると、助かる」

➡　○　柔らかく、穏やかに聞こえる

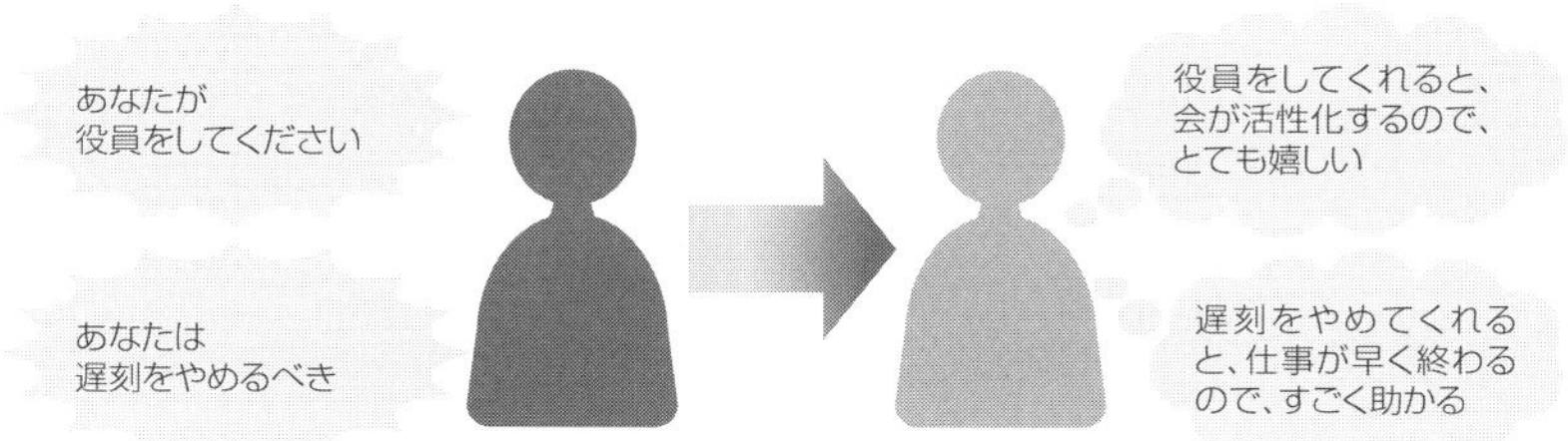
あなたが
役員をしてください
あなたは
遅刻をやめるべき
役員をしてくれると、
会が活性化するので、
とても嬉しい
遅刻をやめてくれる
と、仕事が早く終わる
ので、すごく助かる

YOUメッセージ　　Ｉメッセージ

と具体的な効果を詳しく伝えるとさらにGOOD！

advice

具体的な効果を詳しく伝えると、相手はより受けとりやすくなる。

角を立てずに「いいにくいこと」を伝えるコツ

◆無視しないで伝える努力をしよう

苦情をいう、注意をするなど、相手にとって耳に痛いことは、すごくいいにくいものですよね。でも、あなたの心が本当にそう願っていることならば、やはり無視しないで伝える努力をすべきです。そのまま放っておくと、心のストレスが毒化して、心身に不調を起こしてしまう原因にもなります。

人にいいにくいことを伝える際には、まず「枕詞で許可をとる」スキルを意識してみましょう。枕詞というと、俳句や短歌を思い浮かべますが、簡単にいうと前置きのことです。

◆許可によって、会話にワンクッション入る

「ちょっと大切なお話があるのですが、いまよろしいでしょうか？」、「少々耳に痛いことだけど、話してもいい？」、「あまり嬉しくない話かもしれないのですが、お伝えしてもいいですか？」

こうした枕詞で許可をとると、相手は「ええ、どうぞ」と大抵の場合は社交辞令的に応えてくれるでしょう。それでいいのです。こうすることで、会話にワンクッションが入ります。また相手に受けとる準備ができるので、次にいう言葉のショックを緩和させる効果が生まれます。さらに許可を出した以上、相手には「聴く」責任が生じるため真剣さが違ってきます。何よりも、相手の都合を聞くため、心証が良くなり、事前の好感度もアップしやすいのです。

この枕詞で、相手にワンクッションを与えた後、前項でご紹介した「Iメッセージで具体的効果を伝える」言い方で、苦情や注意事項を伝えましょう。かなりソフトに、与えるショックも少なく伝えることができますよ。

こうすれば言いにくいことも伝えられる

苦情を言う

注意する

耳に痛い
申し入れ

＜許可をとる枕詞＞

「ちょっと大切なお話があるのですが、
今よろしいでしょうか？」
「少々耳に痛いことだけど、話してもいい？」
「あまり嬉しくない話かもしれないのですが、
お伝えしてもいいですか？」
「少しお耳に入れたいことがあるのですが、
お時間いただけますか？」

＜枕詞の効果＞

その1	「聴く耳が立つ」	許可をとるやりとりによって、相手に聴く準備ができる
その2	「心のクッション」	許可をとるやりとりによって、相手のショックが多少緩和できる
その3	「真剣さアップ」	許可を出した以上、相手には「聴く」責任が生じる。次に続く言葉に対し、真剣さが違ってくる
その4	「好感度アップ」	相手の都合を聞くため、心証が良くなり、好感度がアップする

advice

「枕詞」は言いにくいことの潤滑油になる

5

さらに強い申し入れをするときは〈準備編〉

◆時間帯を考える

後輩や部下に、プラスアルファの働きを要望する、なかなか約束を守らない人や近所の迷惑な人に、改善を申し入れる、上司に希望する部署の異動をお願いする……日常生活では強い申し入れをしなければいけないシーンがあります。こんなとき「命令や押しつけにとられないか?」「人間関係にヒビが入らないかな?」という心配や不安がよぎり躊躇してしまうのでは。そこで参考になる方法をご提案します。

はじめに、申し入れを伝える時間帯を考えます。申し入れを成功させるには、相手が精神的に余裕のある時間帯を選ぶことが大切。空腹時は避け外出や会議の時間を確かめ、「いま、少しお時間いただけますか?」というように相手の都合を確認します。相手が忙しそうなそぶりや、迷惑そうな顔つきをしたら無理押しせず時間のアポをとりましょう。

◆負担にならない環境を整える

次に場所を考えます。申し入れはデリケートな問題も多いため、基本的には周りの人目から遮断された場所がベスト。70頁の「目のパワー」も活用して、同じ高さや斜め45度の位置関係に椅子の設定を。ここまでの場所設定ができないときも、できるだけ相手の精神的負担にならない環境を考えましょう。そして前項の「許可をとる枕詞」を活用して、話す前に許可をとりましょう。

たとえば「これは私のたっての要望なのですが聴いてもらえますか?」「貴方に強くお願いしたいことなのですが、いまから話してもいいですか?」というように、受けとめる準備をしてもらうのがポイント。次項では、実際のスキルを説明しましょう。

申し入れを行う手順　準備編

その1　「時間帯を考える」

精神的に余裕のある時間帯

- 空腹時は避ける
- 会議や商談、面会の前は避ける
- 必ず「今、少しお時間いただけますか？」などと相手の都合を確認する
- 忙しそうなそぶりや、迷惑そうな顔つきを感じたら無理押しせず、時間のアポをとる

その2　「場所を考える」

「壁に耳あり障子に目あり」相手の精神的負担にならない環境設定を

- デリケートな問題ほど、基本的には周りに人のいない場所を
- 「目のパワー」（70頁）を活用

  同じ高さ、斜め45度の位置関係に椅子を設定

その3　「許可をとる枕詞で受けとめ準備を促す」

「これは、私のたっての要望なのですが聴いてもらえますか？」

「あなたに強くお願いしたいことなのですが、今から話してもいいでしょうか？」

advice

申し入れを成功させるためには、準備に万全を期すべし

6 さらに強い申し入れをするときは〈本番編〉

◆数字を使いながら具体的に

枕詞で尋ねると、相手が申し入れを「聴く許可」を出してくれました。さあ、ここから具体的な申し入れを要望していきましょう。

はじめに何かを申し入れる際には、できるだけ「具体的な行動」を要望します。研修に欠席する回数が多い部下には「もっと研修に積極的に参加してほしい」というよりも、「研修には最低２回に１回は出席してほしい」と具体的に要望する。「もっと」「できるだけ」といった漠然《ばくぜん》とした言葉は、相手と自分との間にイメージのギャップがあり、意図が正確に伝わらない恐れがあるので要注意です。

◆拒否の自由も伝えること

次に申し入れする事柄によっては、相手に受け入れるか、拒否する自由があることを必ず伝えます。たとえば「新年度から、私を○○店に異動させていただけたら嬉しいです。でもマネジャーが無理だと思われるようでしたらおっしゃってください」というように。逆に必ず実行してもらいたい要望は、その旨を申し添えて実行をお願いします。「このサークル内で、あなたが取り扱っている健康食品を勧めるのはやめてください。これは絶対に守っていただきたい要望なのです」という念押しをします。

もし相手が要望にＯＫしてくれた場合、その内容によっては、要望した行動が行われているかを、再度確認する場を設定します。

要望の内容によっては、なかなか実行できていないこともあるでしょう。そのときには、一緒に実行率を上げるために、再度話し合っていけば良いのです。

申し入れを行う手順　本番編

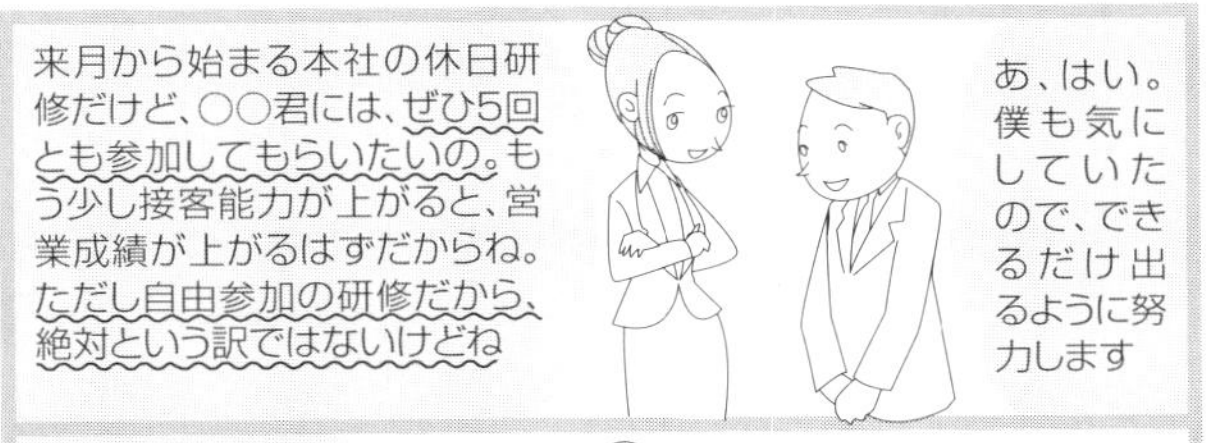
来月から始まる本社の休日研修だけど、○○君には、ぜひ5回とも参加してもらいたいの。もう少し接客能力が上がると、営業成績が上がるはずだからね。ただし自由参加の研修だから、絶対という訳ではないけどね
あ、はい。僕も気にしていたので、できるだけ出るように努力します

POINT 1

具体的に行動を申し入れる
拒否の自由も与える

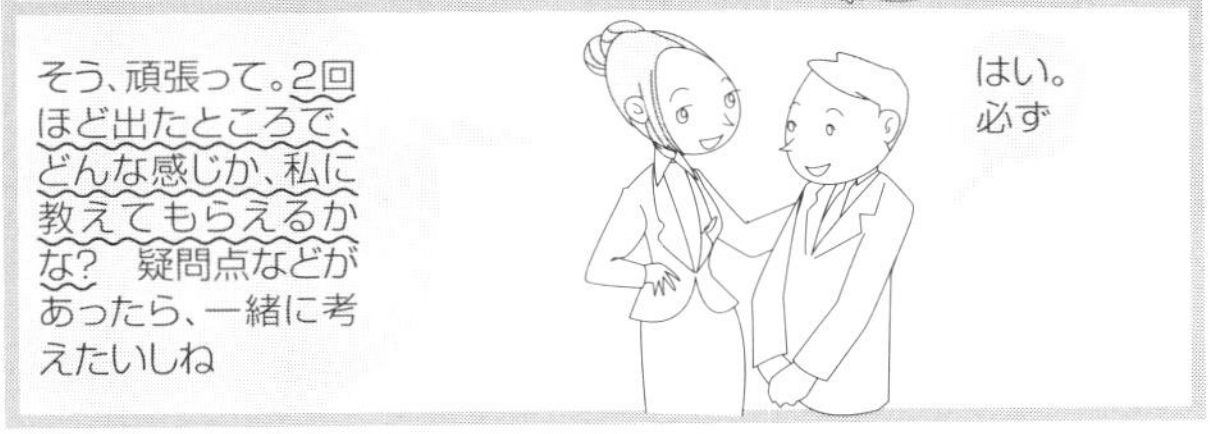
そう、頑張って。2回ほど出たところで、どんな感じか、私に教えてもらえるかな？　疑問点などがあったら、一緒に考えたいしね
はい。必ず

POINT 2

要望行動を確認する場を設定する

＜申し入れの勇気を出すためのミニトレーニング＞

あなたが要望している現場を事前にシミュレーションしていきましょう

①誰に要望しますか？
（例・同僚）

（　　　　　　　　　　　　　　　　　　　　　　　　　　）
②何を要望したいですか？　できるだけ具体的に書いてみましょう
（例・仕事を期日どおり実行してほしい。ここ数か月遅れることが多く困っている）

（　　　　　　　　　　　　　　　　　　　　　　　　　　）
③いつ、どこで要望しますか？
（例・明日の会議の後、呼び止めて残ってもらおう。2人きりになれる可能性が大だから）

（　　　　　　　　　　　　　　　　　　　　　　　　　　）
④実際に話す内容を口に出してみるか、書き出してみましょう
（例・ちょっとお願いがあるんだけどいいかな？　最近、あなたからの仕事が遅れがちなので、私の予定が狂ってしまって困ってるの。今後期日厳守でお願いしたいんだけど。了解してもらえる？）

（　　　　　　　　　　　　　　　　　　　　　　　　　　）
⑤さあ、勇気を出して実践してみてください

advice

ポイントを押さえながら賢く申し入れよう！

7 ハッピーになれる交渉人になろう

◆ＯＫになるように行動すること

あなたの周りには、エネルギーを奪っていく人が存在することを16頁でお話ししました。本来、あなたも相手もエネルギーを得ることができるのが理想的な関係です。そしてそのような人間関係を築いていくためには、常に自分の心と対話を行い、心が「ｎｏｔＯＫ」であれば、「ＯＫ」になるよう行動することが大切です。

◆良き交渉人をめざそう

そこで、ぜひ意識してほしい言葉があります。それは、「交渉する」という言葉です。自分もＯＫ、相手もＯＫな人間関係にもっていくために、相手と「交渉する」。最近の刑事ドラマでは、犯人と交渉する「交渉人」がよく登場しますが、私たちも人間関係の「交渉人」なのです。なんだか、ちょっと格好いいと思いませんか（笑）。

「交渉する」と考えると、自分の気持ちを相手に伝えることに対して、とても冷静になれます。「わがままだと思われないかな」という、必要以上の気づかいもなくなります。「交渉する」のですから、いろいろな結果も「あり」なのです。交渉が全面的に成立することもありますし、相手との条件をすりあわせ部分成立することもあります。ときには、条件があわず、いったん保留ということもあるでしょう。

とにかく「交渉する」という感覚で、自分の気持ちに勇気を持って表現することが、心の健康にとっても大切です。たとえ交渉が決裂し心の声を叶えてあげられなかったとしても、心は、「最善を尽くしてくれた」と満足感を得るはずです。自分の心を大切にして、良き交渉人をめざしましょう。

あなたは人間関係の「交渉人」

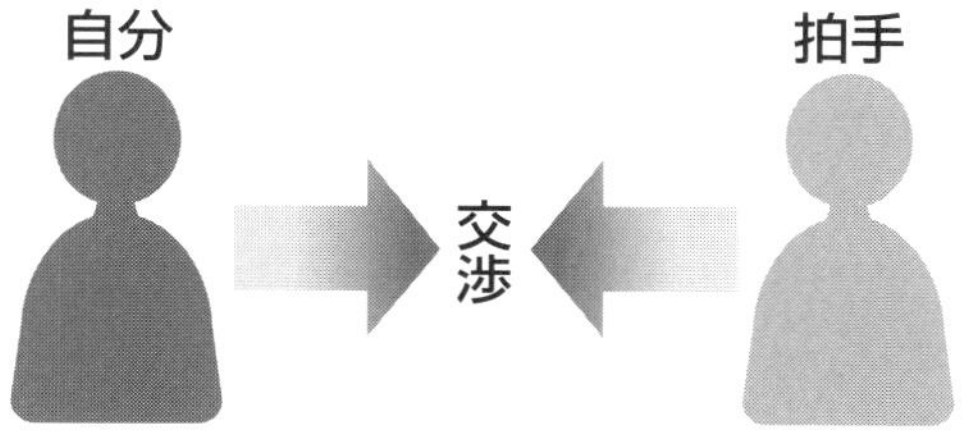

◎　自分もOK ←――――――→ 相手もOK

×　自分は notOK だが、相手は OK
×　自分は OK だが、相手は notOK

「交渉」だから、色々なパターンあり

ばんざ〜い！　　　　→「交渉全面成立」
まあ、いいでしょう　→「交渉部分的成立」
今日のところは……　→「交渉一時保留」

★最善を尽くしたら、ときには「交渉決裂」もあっていいじゃない！

advice

「自分の心の声を大切にする！」ことが、メンタルケアの基本であり、良き人間関係のベース

コラム 「話が長くて困る人には、どうしたらいい？」

「アフターファイブの待ち合わせ時間が迫っているのに、上司が世間話をやめてくれない」、「友人からの電話で、相談に乗ってほしいといわれたが、延々と続く愚痴の聞き役になってしまっている」……時は金なり。多忙な社会で生きているあなたの時間は貴重です。でも、あなたの状況や気持ちにお構いなしに、あなたの時間を奪っていく人はいませんか。1人に1台、携帯電話が普及している現代、あちこちに「時間泥棒」が頻出しています。そんなときは相手の話をストップさせ、有効に時間を使えるように軌道修正していかなければなりません。

「聴き上手」になるためのスキル「ゼロポジション」では、話を最後まで聴くということが大前提でした。しかし明らかに相手の話がテーマから軌道をはずれ、自分にとっても相手にとっても、無益な話が延々と続く場合は、そのまま聴きつづけず、会話を一時停止させることが必要です。たとえば、単なる愚痴や言い訳、時間つぶしの世間話などが、延々と続く場合が、それにあたります。適度に愚痴や言い訳をするのは、ストレス発散や心のクッションにつながりますが、それがどんどんエスカレートしはじめると、お互いの、大切な時間が無駄になってしまいます。こういうときは、話を「一時停止」させることが必要です。

「一時停止のスキル」は、次のような手順で行うと、うまく機能します。

① 相手の話の中で、ひとつの文章が終わった瞬間を見逃さずに、言葉を滑り込ませます。そして、話を中断することを詫びる枕詞を入れながら、できるだけ穏やかに伝えましょう。たとえば「お話の途中申し訳ありませんが、私の感じたことをいってもいいでしょうか？」、「話の途中だけど、ちょっといいですか？」、「ごめんなさい、続きを聞きたいけど、時間が押しているの」というように伝えましょう。

② できるだけ相手のことを考えて話を一時停止させたことを伝えます。愚痴や言い訳を一時停止させたときは、「愚痴はこれぐらいにして、そろそろ今後のことを考えない？」「これ以上言い訳するのは、貴重なお時間がもったいないので、やめておきませんか？」というように相手に伝えましょう。

③ 次の仕事の都合などで、こちら側の理由で話を一時停止させる場合は、「いまは時間がないが、日にちや時を改めれば、この話の続きを聞かせてもらうことができる」ということを伝えておくと、心証が良くなります。「ごめんなさい、会議の時間なので、もう行かなくてはなりません。もしよかったら、3時の休憩のときに、お話の続きを聞かせてください」というように丁寧に伝えましょう。

終　章

ハッピーエネルギーが増えてくる！「ひとり時間」の過ごし方

1

あなたの中に眠っている「豊かな心」を育てよう

◆急増するコミュニケーション依存症

いま、若い世代を中心に文字どおり「携帯やメールでいつも繋がっている」状態を良しとして、1人の時間を極端に忌み嫌う人が増えています。

いっせいに何人にもメール送信して、次々帰ってくるメールとやりとりする人も少なくないとか。たまにポカッと「誰とも繋がらない時間」ができると、不安になって落ち着かなくなる。クリニックに来る人にも、こんなコミュニケーション依存症的な人が急増しています。あなたは大丈夫ですか。

◆心を豊かに育ててくれる「ひとり時間」

一昔前までは、人はいまほどコミュニケーションに明け暮れていませんでした。

少なくとも移動中は1人きりでしたし、夜10時を過ぎると滅多に電話は鳴りませんでした。自室へ引き上げると1人の時間を容易に確保できたのです。

そうした他者から遮断された「ひとり時間」は、心の大切なメンテナンス時間でもありました。

その日あったことを反芻《はんすう》したり、これからの行動計画を練る。ときには「自分の生き方」について瞑想したり、名著をひも解く……。まさに「ひとり時間」は、心の栄養ともいえる貴重な時間であったのです。

現代社会に生きているあなたは、どれぐらい「ひとり時間」を確保できていますか。人間関係を豊かにするためには、自分の心をまず豊かにしなければなりません。

「ひとり時間」こそが、心を豊かに育ててくれる貴重な時間。この章では、「ひとり時間」について考えていくことにしましょう。

あなたのコミュニケーション依存症度チェック！

□ 常に携帯を肌身離さず持っている

□ 深夜になってもメールや携帯が鳴る。または鳴らしている

□ 1人で食事したり、休日を過ごすのは、恥ずかしいことのように思ってしまう

□ 手持ち無沙汰になると、携帯、ゲームやネットに手が伸びる

□ スケジュール表が、びっしり埋まっていないと不安になる

□ メールの返事をすぐに返すことは友情の証だと信じている

※当てはまる数が多ければ多いほど重症です

他者とのコミュニケーションは、どんな形であれ、心のエネルギーを消耗する

↓

「ひとり時間」を充実させると、心が豊かになる。人間的魅力がアップして、人づきあいも豊かになっていく

↓

さあ、携帯をオフにして、ひとり時間を確保しよう！

advice

「ひとり時間」の確保で心も人間関係も豊かに！

「ひとり時間」のスゴイ効果

「ひとり時間」が心を豊かにしてくれるというところまではご理解いただけたでしょうか。

それでは「ひとり時間」が、心にとってどんな効果・効能があるのかあげてみましょう。

◆究極のリラックス効果

8頁ではペルソナという概念に触れました。人と接するかぎり、私たちは、仮面をかぶって何らかの役割を演じ、私たちは常に神経を緊張させています。この緊張を完璧に解くには、ペルソナを脱いで素顔に戻れる「ひとり時間」しかありません。

◆セルフケア効果

他者と交わっていると、どうしても他者に意識がとらわれます。意識のベクトルが自分より他者に向いてしまい、自分を見つめることができません。10頁で提案したように、ひとり時間こそ、自分の心身の状態に意識を向ける絶好の時間です。

◆心の整理整頓効果

「瞑想する」という行為に代表されるように、心の奥をさぐるためには、1人にならなければできません。いままであったことを整理しながら、これからどうするか、といった計画を立てるためには、他者ではなく自分と対峙する必要があるのです。

◆ひらめき、アイデア効果

古今東西、人類の偉大な英知は、「ひとり時間」のひらめきや考察によって生まれました。緊張から解きほぐされ、心地良いことをしているとき、人間の脳からは脳内物質がバランスよく分泌されます。セロトニン、ドーパミンなどの脳内物質が、すごいアイデアやひらめきを創り出すのです。「7つの至福（28頁）」時間がまさに該当します。

ひとり時間のスゴイ効果・効能

① 究極のリラックス効果

ペルソナ（仮面）を脱いで素顔に戻れるのは、「ひとり時間」のみ！ 交感神経の緊張がとれ、副交感神経優位になり、心身が解放される。エステやマッサージに行っても得られない、究極のリラックス効果がある

② セルフケア効果

自分にだけ意識を向けられるのが、「ひとり時間」。心と体を、集中してセルフチェック! 第1章3（24頁）のココロ充電池のエネルギーレベルチェックをして心と対話を！

③ 心の整理整頓効果

他者ではなく自分の心と対峙しなければ、今までの反省や現状の考察、これからの計画はできない

④ ひらめき、アイデア効果

緊張から解きほぐされ、心地良いことをしているときに、脳内物質がたくさん分泌！　すごいアイデアやひらめきを創造。第1章5（28頁）で書いた「7つの至福」時間でぜひ！

advice

充実した“ひとり時間”は、心身をときほぐし、あなたの能力を引き出してくれる

3

「プチ博士」で魅力的な人に大変身！

◆話題も豊富でユニークなカッコイイ大人

ときどき、とても「カッコいい」人に出会います。見た目の容姿ではありません。年齢男女を問わず、表情、雰囲気、お話、知性に、「カッコ良さ」があるのです。彼らに共通するのは、「ひとり時間」の楽しみをたくさん持っているということ。彼らの心のひだはたっぷりと奥深く話題も豊富、考え方もユニークで、表情にも余裕がある。一言で表すと、「カッコいい大人」なのです。

もし、そんなカッコいい大人の魅力を身につけたいならば、ひとり時間を積極的につくって充実させていきましょう。そこで私から、「ひとり時間」を楽しむヒントを提案したいと思います。

◆人づきあいにも大きなプラス

ひとつは「プチ博士になる」という方法。英会話や旅行、お花やドラマなどジャンルは問わず、あなたがいま興味や関心のあることを探します。とにかく「好き」、「興味がある」ことが大切です。そしてそれをちょっと詳しく調べたり実際に体験し、知識や経験を少し深めてみるのです。

このプチ博士になる作業が「ひとり時間」にピッタリ。いまは本以外にもインターネットで、すぐ情報が手に入りますし、手軽なものなら実際に現物を見たり、お店を探索してもいい。興味があるので、それだけで心地良い充実感が得られます。またその知識が会話を広げるきっかけになったりします。

プチ博士状態を増やしていくと、それが心の引き出しとなり、人間的魅力を増やし「カッコいい大人」になれるのです。もちろんそれは、人づきあいにも大きなプラス効果となっていくはずです。

ひとり時間の楽しみ方

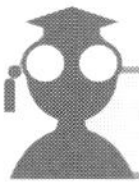

プチ博士になる！

ちょっとした興味のある事、人、物を探す

（テレビ番組、食べ物、飲み物、アーティスト、俳優、勉強、旅行、スポーツ、英会話、作家、パソコンなど、何でもOK）

意識して、少しだけ知識や経験を深めてみる

- インターネット、本、図書館で検索
- 一日体験教室などで経験してみる
- 店や現場を散策に行く
- 経験者に尋ねてみる etc

コミュニケーション効果アップ

知識や体験が増えることによって、心の引き出しが増え、ちょっとした話題提供ができ、コミュニケーションツールにもなる

あなたの人間的魅力、幅がアップ。「ひとり時間上手なカッコいい大人」に！

＜プチ博士化の一例・私の場合＞

私は何かちょっと興味を覚えると、すぐネットで検索します。先日は『ゲゲゲの鬼太郎』でした。子どもと一緒にテレビを観て、懐かしさと興味を覚えたのです。ネットで検索すると、すぐにいくつもの情報がヒット。番組や本、作者についてはもちろん、イベントや主題歌の歌手のこと、公的・個人的HPなど、あっという間にプチ博士状態です。これだけでもずいぶん楽しめましたが、そのあと子どもへ情報提供してあげると大喜び。母と子の会話も弾みました。さらに先日の飲み会で、アニメの話が出たので、その知識を少し披露すると面白がられ、初対面の人とも楽しく話ができました。今は、作者の水木しげるさんの郷里・鳥取にあるゲゲゲの鬼太郎博物館に家族で訪ねる旅行計画にまで発展しています。

advice

プチ博士は人生を広げるきっかけになる

4 毎朝のおすすめ「ひとりミーティング」

◆朝の15分でつくれる

「朝のひとりミーティング」も人生を活性化してくれる、とても有効な方法です。

そこで毎朝、「ひとり時間」を15分ほどつくってみましょう。電車など通勤時間を利用するのなら手帳がベスト。できれば１日ずつ独立したページと、見開き型の１か月分のカレンダーがついたものがおすすめ。なければたっぷり書き込めるタイプのものならば何でも構いません。ふだん手帳を使わない人は、ノートとカレンダーでＯＫ。次に現在決定している予定をすべてカレンダーに書き込みます。子どもの行事や会議、英会話レッスンなど公私問わず、わかっているものすべて書き込みます。時間帯もわかっているものは、合わせて書いてください。その次は、今日１日分の予定を１日ごとのページに書き出します。ただしこの予定は、仕事や習い事といった通常の予定だけではなく、「自分のしたいこと」も入れた予定です。「天気がいいから公園を散歩したい」など、その日の欲求を反映させた予定です。

◆感情が安定しやすくなる

予定を書き上げたら、次に優先順位をつけます。「今日したい度」または「今日するべき度」の高いものから順に番号づけし、優先順位の高いほうから、実行する時間帯もできる範囲で設定します。今日しなければいけないこと以外に、自分のしたい度が高いことも、ここで予定に組み込んでしまうのです。

毎朝これを行うと、１日の時間を有効に使え、かつ放念する予定が激減します。また「したい度」を考慮するため、心の疲労も少なく感情も安定しやすくなるのです。

毎朝実践したい、貴重なひとり時間

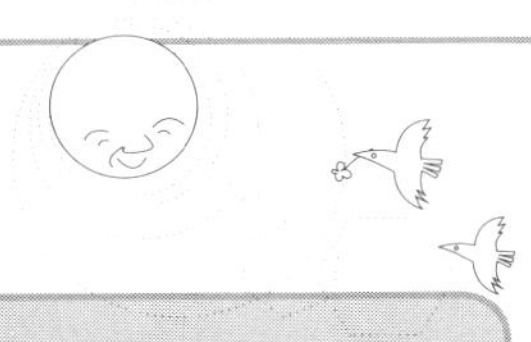

ひとりミーティング

①「用意するもの」

手帳（たくさん書き込めるタイプのもの）
おすすめ：見開き型の1か月カレンダー付きの1日1ページタイプの手帳
またはノート&カレンダー

② まずカレンダーに、わかっている予定をすべて書き込む。時間帯もわかるものはすべて書き込む

③ 次に今日1日の予定を、1日ごとのページ（ノートの場合は白紙のページ）に書き出す。仕事、プライベートの予定すべて。そして、「今日したいこと」も

④ 優先順位をつける。したい度の高いことも組み込む

⑤ 翌日も、カレンダーを確認し今月の予定をまずチェック。その後昨日やり残した予定をチェック。今日のページに、あらためて「今日するべきこと」「今日したいこと」を書き上げる。あとは、前日と同じ

1日24時間がバッチリ有効に！
したい度も考慮するため、心の疲労も少ない

advice

朝15分の「ひとり時間」で１日の充実度がUP

5 「夜のひとり時間」で脳のメンテナンスを

◆心も頭もスッキリする

次に「夜のひとり時間」をご紹介します。朝と同様、「夜のひとり時間」によって、心はさらに変化しはじめます。「夜のひとり時間」の目的は、良眠へと脳を誘うこと。脳は睡眠によってしか、休息することができません。質の良い睡眠をたっぷりと与えることで、脳はメンテナンスされます。昼間取り込まれた情報や学習が整理され、記憶が定着し、混沌《こんとん》としていた考えも整理されます。だから良眠できた翌朝は心も頭もスッキリして、やる気や集中力、朗らかな気持ちが湧いてくるのです。

その反対に、睡眠不足だったり、質の悪い睡眠しか与えられなかった脳は、充分にメンテナンスされていないため、翌朝目覚めても倦怠感や憂うつ感が残っています。人づきあいも仕事も楽しめず、感情も不安定になってしまいます。

◆いたずらに脳を刺激しないこと

脳を良眠に導くためには、就寝前に心身ともできるだけリラックスすることが大切。第1章5で作成した「7つの至福リスト」から適したものを選ぶのもおすすめです。そして自然な眠気を感じたら、速やかにベッドに入りましょう。

逆に良眠を妨げるのは、深夜まで携帯やメールで他者とコミュニケーションすることやゲームやネットで脳をいたずらに刺激すること。寝る直前の熱いお風呂も交感神経を刺激し眠気を遠ざけます。寝る直前のアルコールや食事もNG。睡眠の質が浅くなり、熟睡できなくなります。脳を充分メンテナンスさせるには、最低6時間の睡眠が必要。さぁ、今日からさっそく良眠生活をスタートさせましょう。

良眠へ誘う夜のひとり時間

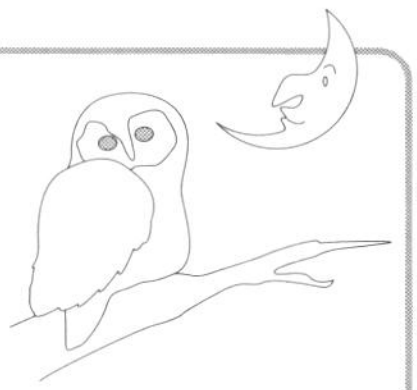

「リラックス＆心地よさ」を演出

- アロマ、ハーブティ、お香
- 音楽、気軽な読書、画集をパラパラ見る
- 肌や爪の手入れ、簡単なマッサージ

ぐっすり＆たっぷり睡眠は、脳を快適メンテナンスする

- 情報、学習の整理、記憶の定着
  混沌とした感情の整理、疲労回復

▼

翌朝、頭も心もスッキリ
「また仕事も人づきあいも、楽しもう」

睡眠ダメージを与えるNG行動
○メールや携帯で他人とコミュニケーション
○脳を刺激するネット、ゲーム、映像など
○就寝直前の熱い入浴
○カフェイン飲料（コーヒー、紅茶、緑茶など）の摂取
➡これらは交感神経を高ぶらせ、入眠を妨害する
○アルコール、食物の摂取
　就寝直前までのアルコールや食事摂取は、
　睡眠の質が悪くなり熟睡を妨害
　就寝時刻２時間前までには終了を！

advice
脳の正しいメンテナスは“夜のひとり時間”から始まる

6

この「マトリクス」でさらに充実した時間が持てる

◆仕事、用事をすべて書き出す

「忙しすぎて、〝ひとり時間〟を捻出《ねんしゅつ》できない」という声を私の講演会で聞くことがあります。そこで私流タイムマネジメント法を提供しましょう。

まず次表の「時間管理のマトリックス」をご覧ください。横軸は、「したい度、したくない度」です。右にいけばいくほど、したいと思う気持ちが高く、左にいけばいくほど、したくない気持ちが高いと考えてください。縦軸は「緊急度または重要度」です。上にいけばいくほど、その物事の緊急性か重要性が高いと考えます。この横軸と縦軸によって分かれる4つのエリアにそって、自分が抱えている仕事や、個人的な用事などを、すべて書き出しましょう。

◆浪費時間がわかる！

第1エリアは「自分がしたくて、かつ緊急度または重要度も高いこと」。ここに入る物事は、やりがいや充実感を感じ、ストレスもほとんどありません。第2エリアは「したくないが、緊急度や重要度が高いこと」。「したくない」のに「しなければならない」ため、一番ストレス度が高く心のエネルギーを奪います。他人に手伝ってもらう、頼めるものは頼むなどしてできるだけ早く片付けましょう。第3エリアは「したいが、さほど重要・緊急でないこと」です。ここには純粋なリラクゼーションやお楽しみが入ります。心のエネルギーを上げてくれることが多いので、第2エリアとセットですれば、心の充電力低下が防げます。第4エリアは、「したくない」かつ「重要・緊急でない」こと。この項目こそやめるべき人生の無駄が多く、ここに浪費していた時間こそ有意義な「ひとり時間」に転換していきましょう。

“時間管理のマトリクス”でひとり時間がつくれる！

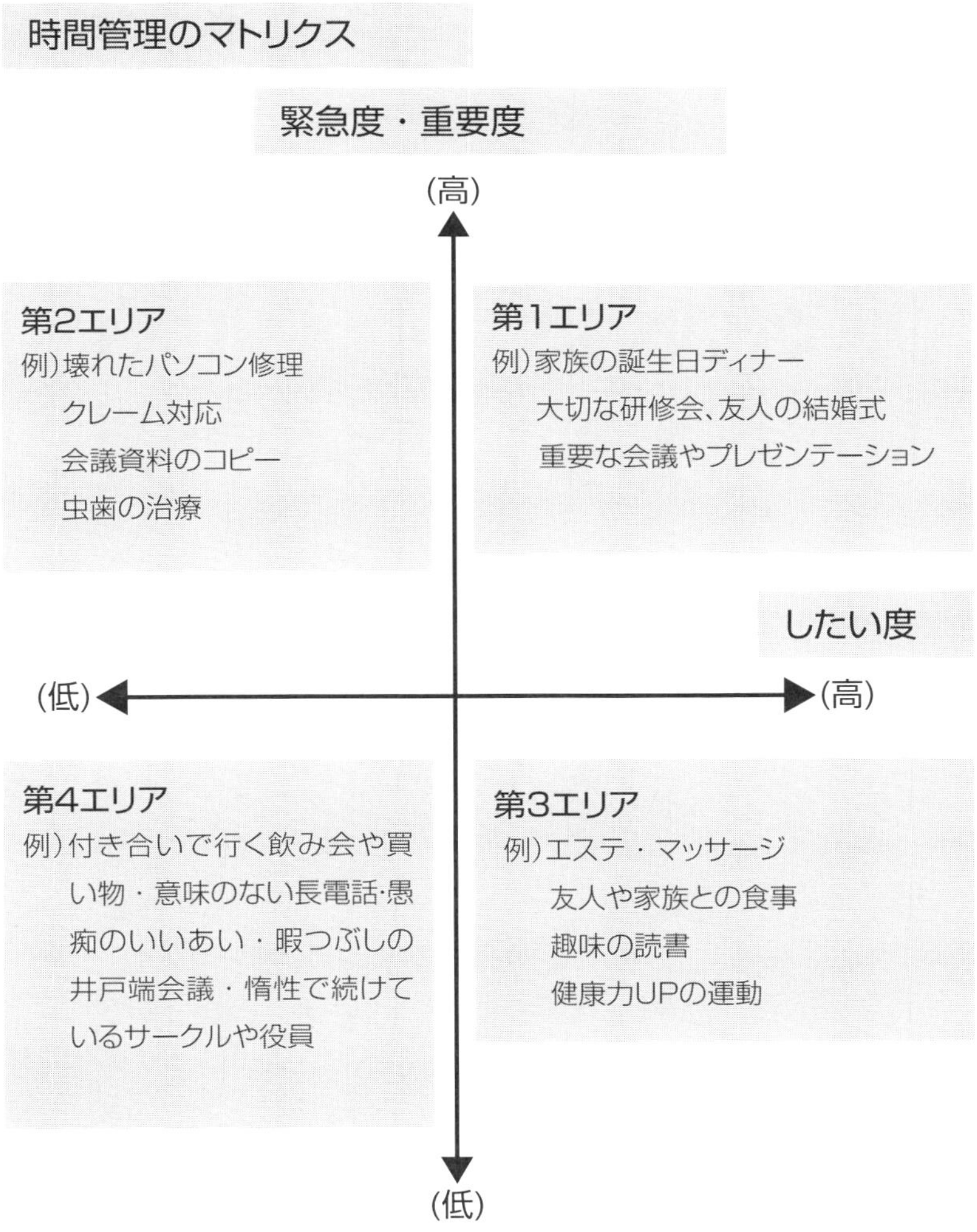
時間管理のマトリクス
緊急度・重要度
(高)
第2エリア
例）壊れたパソコン修理
クレーム対応
会議資料のコピー
虫歯の治療
第1エリア
例）家族の誕生日ディナー
大切な研修会、友人の結婚式
重要な会議やプレゼンテーション
したい度
(低)
(高)
第4エリア
例）付き合いで行く飲み会や買い物・意味のない長電話･愚痴のいいあい・暇つぶしの井戸端会議・惰性で続けているサークルや役員
第3エリア
例）エステ・マッサージ
友人や家族との食事
趣味の読書
健康力UPの運動
(低)

advice

“時間管理のマトリクス”で心の整理整頓ができる

コラム「ありがとうリストづくりで、あったかホッコリ『ひとり時間』」

日々の診療や生活の中で、個人的に感じることがあります。それは「感謝する気持ち」をたくさん持っている人ほど、ストレスからの立ち直りが早いということです。たとえば、うつ気味の患者さんの中でも、家族や友人、または自分の環境に感謝の気持ちを示す人は、回復が早いような気がします。

あくまでも私の主観ですが「ありがとう」を感じることが多いほど心のエネルギーがアップしやすいのではないかと思うのです。

とはいうものの私自身も、忙しすぎる毎日が続くと、ついつい目先のことに追われて、感謝する気持ちを見失いがちになってしまいます。

そこで、「ひとり時間」にぜひおすすめしたいのが、「ありがとうリスト」の作成です。1人の落ち着いた時間に、じっくりと自分の周りを見渡して、感謝を感じること、「ありがとう」を伝えたい人をあげてみましょう。

「健康な体に生まれたこと」「平和な国に住んでいること」「おいしい食事をつくってくれる妻」「楽しい時間を共有できる友人○○さん」「愛情を注いでくれる両親」などなど対象は何でもOK。

とにかく意識的にどんどん「ありがとう」を感じる気持ちを見つけてリスト化していきます。このリストをつくっていると、気持ちがホッコリあったかくなり、素敵な「ひとり時間」が過ごせます。

そして、完成したリストを残しておき、イライラと不満を感じたり、落ち込んでしまったり、焦りや不安を感じたときに、読み返すのです。

「自分は、こんなに感謝する物や人に囲まれている」と思い出すことで、心の余裕が生まれ、ポジティブな気持ちになれます。

また「私はこんなに恵まれている」と感謝する人や物を認識することで、心のエネルギーもアップします。また感謝を感じる気持ちは、表情や雰囲気を穏やかにするため好感度もアップ。おのずと人づきあいも良好となり、周囲からの協力も得やすくなります。それが、さらにあなたのココロ充電池のエネルギーアップに相乗効果となっていくのです。ぜひお試しのほどを。

エピローグ

チャンスは人を介してやってくる！

今日もまた、人間関係に悩む患者さんが、次々と診察室へやってこられます。「空気が読めない」と悩む人、逆に「空気読みすぎ状態」となって心を抑圧している人、強迫的に友達やメル友を増やしてコミュニケーション疲れしている人などなど……皆、総じて心のコリがひどく、心がエネルギー不足となり元気がありません。

ところで、どの調査の結果を見ても、現代人のストレスの原因として、トップにあがっているのが「人間関係」です。これは逆に考えると、人間関係ストレスを減らせば、多くの人の心が、もっともっと元気になるという示唆であるといえるでしょう。

冒頭部にも書いたように、私自身も、つい一昔前まで人間関係ストレスで、心のコリがひどい状態でした。職場やプライベートの人づきあいがうまくいかないことも多く、ココロ充電池のエネルギー状態は、いつも低レベル。もんもん、うつうつとした毎日を送りがちでした。

ところが、本書の内容を会得してからというもの、心のコリはどんどんほぐれ、ココロ充電池のエネルギーもハイレベルをキープ。精神科医として、また2人の子どもの母親という人生を、元気にエンジョイできるようになりました。そしていままでは心のコリを解消する方法を、執筆や診療を通じてご提案する立場となっています。

いまあらためて、自分自身の人生を振り返って確信できるのは、幸運やチャンスは、すべて「人」が運んできてくれるということ。こうして元気に活動できるのも、子ども達や夫と家庭生活を楽しめるのも、すべて、これ「人」のおかげなのです。すなわち「人」こそが、幸せを運んできてくれる「こうのとり（幸のとり）」。だから人づきあいが苦手でなくなると、幸運もチャンスもどんどんやってくるようになるのです。

その証拠に、私がかかわる方々も、人づきあいストレスを上手に解消できるようになると、どんどん輝きを増していきます。そして、心のコリがほぐれるほどに、他人に振りまわされない「自己主導型人生」を、元気に楽しめるようになっていくのです。

さあ、次は、あなたの番です。この本を活用して、心のコリをスッキリとって、幸せをつかんでください。

本書を手にとっていただいたすべての方に、「幸のとり」が次々と訪れますように……。

２００８年2月15日　バレンタインデイの翌朝・東京にて

奥田弘美

謝辞　この本の出版に際して、ご尽力いただいたすべての方に心からの感謝を捧げます。
また私を常に温かく応援してくれる夫と二人の子ども達に「ありがとう‼」

人間関係がラクになる
図《ず》解《かい》 心《こころ》のコリをとる技《ぎ》術《じゅつ》

2008年4月20日　初版発行

著　者……奥《おく》田《だ》弘《ひろ》美《み》
発行者……大和謙二
発行所……株式会社大和出版
東京都文京区音羽1-26-11　〒112-0013
電話　営業部03-5978-8121／編集部03-5978-8131
http://www.daiwashuppan.com
印刷所……慶昌堂印刷株式会社
製本所……有限会社誠幸堂
装幀者……重原　隆
装画者……山口剛彦

乱丁・落丁のものはお取替えいたします
定価はカバーに表示してあります

ISBN978-4-8047-6152-7

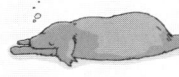